エムオン・エンタテインメント

野村奈央

自然な体をとりもどす

女性のための
じぶんで治る整体法

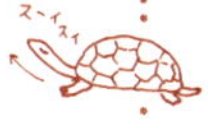

もくじ

第一章
体の中の治る力に気づく

誰にでも元気になる力は備わっている

私たちには、体を元気にする力が備わっています。「生来の治る力」です。今の私たちは自分でその力に気づき、その力を引き出すことを体で知ることが大切です。

整体を通して、私たちはもともとある体の仕組みを自覚し、「アタマで理解する＝外からの情報に頼る」のではなく、「自分の体で感じる感覚＝内側から起こる実感」によって、みんな一人ひとりが持っている治る力が目覚めます。整体とはどういう体のことを指すのか。体の内側から起こる実感とは、どんなものなのか。このページをめくりながら体感していってほしいと思います。

体を土台から見直して、自然に沿った健やかな生き方と、いのちとつながった地球環境を大事にする気持ちをよみがえらせましょう。

体、本来の姿を見る

体の中にある“整う働き”

私たちの体の中には、治る力が備わっています。しかし私たち現代人は、体の中の治る力や自分で病気を克服できる力があることを教わってきませんでした。病気はお医者さんが治療してくれる、症状は薬が止めてくれる、誰か他が治してくれるというように習慣づけられてきました。

かつての私もそのような考えでした。自分の中に治る力があるなどということにはまったく考えもつかずに、つらい病気の体に苦しんでいました。そんなとき、大きな転機がありました。野口整体の創始者である野口晴哉先生が、「人間の体の中には治る力が備わっているのです」と、私のいのちに声をかけてくださったのです。例えば、悪いものを食べれば下痢をします。体の中の悪いものを出そうと皮膚に吹き出物が出ます。鼻水や痰《たん》も出ます。このように体には、自分が意識しなくても無意識に体内に必要のない毒素を排出して、体に必要なものを吸収するシステムが備わっています。それが体の仕組みなのです。

その治る力とは、どんなものなのでしょう？　例えば猫は、丸くなって眠った後起きると、大きなあくびをしながら背骨をクーッと伸ばし体を整えます。けがをすれば傷口をぺロペロと舐め、隅でジーッと静かにしていきます。その間、食も減らし、水を少し飲むくらいです。じっと体が治っていく経過をたどっています。赤ちゃんを見ていますと、赤ちゃんも背骨を中心にして、頭の先までクーッと伸びたり、手足をバタバタさせて調節したり、持って生まれた体の中心を活発にさせて、元気に無邪気にキャッキャッと言いながら体を整え生きています。猫や赤ちゃんの素の動きに、本来の人間の姿を重ねてみますと、私たちの心臓は誰が動かしているのでしょう？——誰も自分では動かせないのです。日夜酸素を取り入れ、体の内側の中心は、すべて整うように働いてくれているのです。

　私たちも、かつては無邪気な気持ちいい体を知っていた赤ちゃんでした。しかし大人になるにつれ、ストレスやアタマの疲れ、心を曇らせる思いや感情に囚われてしまい、アタマや背骨やお腹は硬くなり、体のあちこちの弾力もなくなり、内側から発動できる体を失ってしまったのです。さらに医学が発達したこともあり、お医者さんや薬に頼り切ってしまい、私たちは自ら治る力が体の中にあることを忘れてしまっているのです。しかしなくなってしまったわけではありません。どの人にも、根底の中心には治ろうとする働きがあります。それはまるで樹が太陽の方向に向かって伸び、花や野菜が一粒の種から元気に花を咲かせ育っていくように、私たちの体の中心も本当に元気に愉快に溌溂と生き切っていこうとしているのです。

体の内側、背骨の中心からの発動

　体の野性、元気そのものを活発にするために、とても重要な働きをしているのが錐《すい》体《たい》外《がい》路《ろ》系《けい》と呼ばれる運動神経です。錐体外路系の神経は、大脳皮質の運動野から発生し、後頭部下のあたりにある延髄から背骨を通り、尾骨までつながっています（その先は手足の指など末梢までつながっています）。錐体外路系の働きというのは、意識をしないで行ってしまう体の動きです。例えば、目にゴミが入れば、自家製の目薬である涙がちゃんと洗い流してくれます。あるいは、目にゴミが入りそうになったら、瞬きをして目に入らないようにします。そして何かに少しぶつかったりすると、無意識に手が当たった箇所へ行きます。――これらは誰かに教わってやっているのでしょうか？　自然のことです。これが錐体外路系の働きです。私は錐体外路系の働きを中心感覚と呼んでいます。

便利で快適になった生活ではありますが、それとともに不安や恐れ、いろいろな歪《ゆが》みのある社会の中で、私たちはアタマをひどく緊張させ、神経を使いすぎ、ボタンを押せば炊事家事ができてしまうような体の使い方を繰り返し、錐体外路系の働きを怠けさせ、鈍らせてきました。便利で快適な生活に馴れてしまい、体全体を動かし、汗を流し、気持ちいいという愉快な身体感覚を忘れてしまっているのです。体全体を動かすことが少なくなってしまった今の生活であっても、体の中心を整えると錐体外路系の働きが活発になり、体の中心を整える訓練をすれば、誰でも自分で治ろうとする力、整おうとする力を発揮できるようになるのです。

錐体外路系の働きを目覚めさせるものとして、今回、私が紹介する実習を思いついたのは、水に浮かぶように全身を脱力させることがヒントになっています。きっかけは、二〇〇四年晩夏にアテネで行われたパラリンピックで水泳選手が泳いでいる姿を見たことでした。手足にハンディキャップがある方でしたが、そのハンディキャップを感じさせない、想像を超えた、体の中心が全開し野性的に発動した泳ぎでした。まるで魚が思い切り全力で泳いでいるような背骨の動きを見ました。まさに「これは、延髄から中心が全開して発動している姿ではないだろうか」と思ったのです。そして「では私たち体に障害のない人間は、これほどまでに野性的に体の中心を全開にして全身を使って生きているのだろうか？」と逆に考えさせられました。

そこで考えたのは、まず水に浮いたように体を脱力し任せ切る、任せ切ったところで、体の中心（これは治ろうとする力、整えようとする力、錐体外路系の働きのことです）を発動させていくというものです。

実際はプールに入っているのではありませんが、プールで水に浮いているような感覚になりスーイスーイッと泳いでいく、さらにスーイスーイと気持ちよく背骨の中心で泳ぐと、日ごろ使っていない錐体外路系が発動します。汗が出、各神経がつながり始め、気持ちよく、心地よくあくびが出てきます。すると首や肩が動き始め、肋骨や手足も動きます。すべて錐体外路系とつながった〝無意識の動き〟が発動するのです。これが、体の野性を取り戻すことです。もともと私たちに備わった、忘れていた、あるいは眠っていて使わなかった〝動き〟が発動するのです。それは、なんて気持ちがいいものなのでしょう！　私たちの体の内側には、いつも脈々と元気に働こうとしている営み――呼吸、排泄と吸収、心臓をはじめとする内臓の働き、筋肉の動きなど――その、中心感覚に沿って整え生きようとする営みに目を向け、体験してください。私たちの中には、こんな気持ちよく伸びそして働き、整えようとしている錐体外路系の働きがあるのです。これには本当に驚きと感動を覚えます。

風邪からのメッセージ

ほとんどの人は、「風邪をひくと大変だ」「風邪は病気」「風邪は悪い」というふうに教え込まれ、信じています。しかし、風邪はそんなに悪いものなのでしょうか。なぜ風邪をひくのでしょう？　風邪をひく前のことをちょっと考えてみるとわかります。体を冷やしてしまったり、徹夜が続いて無理を積み重ねたり、疲れを無視して休みなく仕事を続けたり、目を使いすぎたり、ストレスによって暴飲暴食をしたり。このような不自然で無理な生活が続いたときに、体はちゃんとわかってそれを整えようとして風邪をひきます。

　風邪をひく前には、頭が重かったり頭痛がしたり、目が疲れたり、寒気がしたり、筋肉のあちこちが痛かったり硬かったり、お腹の調子が悪かったり尿の出や排泄が悪かったり、いろいろその人によっての症状が出てきます。風邪をひいて体が治ろうと、熱が出て、汗が出て、硬かった背骨が弾力を取り戻し、元気に回復します。また、日ごろの偏《かたよ》りや疲れがたまった内臓や頭、筋肉が整えられます。そのときに大切なのは、体を治すのではなくて、経過し回復していくことです。風邪を通して、そのような偏りや疲れた体の原因となる毎日の生活や生き方に偏りがあることを反省し、整え正していくチャンスなのです。風邪は、健康に体を整えていくための素晴らしいメッセージであるということが、『風邪の効用』（野口晴哉著　ちくま文庫）の中に書かれています。

　私が野口整体に出会い、この本を読んだときの喜びは人生観が一転するような大きなものでした。「風邪によって体が再生され元気になる」ことに感動し、風邪を楽しみに待ち望みました。整体を始めて間もなく風邪をひき、四〇度以上の熱を出し、背骨を中心に体中にたくさんの汗をかき、何度も汗を拭きシャツを替えました。鈍く硬かった背骨が弾力を取り戻し、重かった体がさっぱりと内側から軽くなり、まさに「風邪の効用」という体験をしました。

　食べすぎたり、気を使い心配しすぎたりする傾向など、それまでの私の生活や心と体の癖がつくってきた自分の風邪の傾向を観察し、背骨と対話することで経過し回復していくということを長い年月をかけて学んできました。風邪を気持ちよく経過した後は、お腹のみぞおちもやわらかく、首も楽になり、伸びやかな弾力のある背骨や体を実感します。経過した後は、自然な、ゆったりとした深い呼吸で下腹がずっしりと満ちて腰も反り、歩いていても安定感があります。

　その風邪の経過のポイントは、経過が進み、熱が下がって三五度台になったときです。忙しいと「ああ、熱が下がった」と仕事に出かけてしまう人が多いのですが、そのとき体の芯はまだすっきりしておらず、力がわいてこないのです。実は、平熱以下のときにはまだ下腹に力がない、働きたくない、休んでいたい体なのです。そのようなときに熱を測ってみてください。体の声を聞くことが大切です。平熱以下のときに無理をし、目や神経を使いすぎますと、取り返しのつかない余病を併発することにもなり、何日も何カ月も風邪が潜伏したような状態を引きずってしまうことになります。「風邪は万病のもと」といわれますように、きちんと経過することが重要です。

　時折「私は元気で風邪もひきません」という方に出会います。本当に健康で免疫力があり数時間で風邪を経過してしまうような方がたまにいらっしゃいますが、中には、風邪もひけないくらい体も背骨も鈍っていて、あるとき突然大きな病気を宣告されるという方もいます。また風邪をひいても忙しいからと、表面の症状だけを薬で抑えるということを続けていますと、風邪を通して体の内面から回復して整うチャンスを失います。ですので、気がついたときには取り返しがつかない体になっているということもあります。

　現代は、これまでにないウイルスや菌の引き起こす問題が世界各地、日本でも起こっています。それを強い薬で抑え込んでいくことを続けていますと、それよりもっと強いウイルスや菌が増え、多くの被害が発生し、人類が滅ぶということもありえます。体の中心から整って治ろうとする働きをいつも活発にし、免疫系を高め、体に抵抗力をつけ、育てていくことがとても重要な時代です。しっかりとした強い免疫力や、自己治癒力を持った野性的な体が、まさにこの時代を元気に乗り越えていくためには大切なのです。生活の中で、本当の健康とはどのようなことなのかを、風邪を経過するということを通して学んでいっていただけたらと思います。

オンリーワンという考え方
――丹田呼吸でつながる心と体と宇宙

日々、丹田呼吸（49ページ参照）を心がけると、体全体の呼吸が深まり、アタマ、背骨、手足などの体の各部位がつながり、さらに自分の仕事や家庭、日々の生活と社会全体や自然が一体となってまとまった一つのものとしてとらえられるようになります。すると、その人ならではの存在感、内側からの輝き、気の充実感が出てきます。静けさの中で丹田呼吸を深めていくと、単なる下腹部の呼吸ということだけではなく、広い意味で、私たちは〝整う〟ということを実感します。

私たちの五感――見る、聴く、嗅ぐ、触る、味わうといった感じる器官と体、心と自然、宇宙といったものがすべて一つになります。深く息を吸い込み、体全体に行き渡った酸素は、私たちの体をつくる細胞の一つひとつを活性化し、疲れを取り、心身のバランスも整え、中心感覚を取り戻させてくれます。大きな宇宙の中で呼吸をし、生かされているという安心が体の内側に宿り、心が安定するのです。するとざわざわした世の中においても、些細なことに巻き込まれ動揺したり、ストレスを受け、不安になったり怒ったりするということが少なくなります。自分の中の中心に沿った安定感を感じることができるからです。

野口晴哉先生はいつも「私の方法はオンリーワンです」とおっしゃっていました。アタマ、背骨、腰、手、そして心もバラバラになりやすい現代社会においても、大きな気、宇宙の気の中で私たちは息をし、感じ、整えているのです。大いなる宇宙の中で、一人ひとりがそのかけがえのない存在＝〝オンリーワン〟の生命を生き切っていくことです。

整った体とは

整った体は、アタマとみぞおちがゆるみ、おへその周りもとてもやわらかく、弾力があります。そして臓器の調和がとれています。そしておへそより指三本ぐらい下にある「丹田」には力が満ち、底からエネルギーがみなぎってくるようなしっかりと充実したお腹をしています。

私たちは、ふだん神経を使いすり減らしています。そして忙しいうえにさらに無理をし、時間に追われる中でゆるめることがないために、ゆるみにくい硬い体になっています。偏った心と体で、バランスを崩しています。体の中心が整う気持ちよさや心地よさ、愉快さを知り、日々を過ごすことが、この病気やストレスの多い世の中では大切です。

錐体外路系の働きを呼び覚まし、私たちの内側に眠っている野性を発動させる仕組み、営みに出会うことで、体が整い、健康が保て、幸せが充満していきます。そしてその〝幸せ〟という気の輪が、さらにまた広がっていくと思います。それはつまり、希望に満ち溢れていくことだとつくづく思います。この実習から学び、日々繰り返し行うことで、整えようとする野性が目覚め、働き出します。体の中心の内側が整っていく感覚を育ててください。生きるということが、本当に愉快で楽しいということに出会うはずです。

体を整える

野性を呼び覚ますセルフケア

整体の創始者、野口晴哉先生は「人間は一人ひとり、体の中にもともと治る力が備わっているのです」とおっしゃっています。整体とは、自ら自分の心と体に向き合い、元気のもとを育て、内側から体を整えていくことです。私は若いころ整体と出会い、最悪の体調からよみがえった経験があります。その体験を活かして現在、「体の内側の治る力を呼び覚ますことで、誰でも自分で健やかな心身をつくることができる」との考えのもと整体の指導に当たっています。

整体は自分の心と体に素直に向き合い、季節ごとに自然に沿った体の変化を観察することで、体と自然とのつながりを体感することでもあります。ここにご紹介するのは、体の中にある生来持っている野性を呼び覚ますために「今伝えたい整体実習法」です。

○それぞれの動作の後、内側から体が動き出したら、それは自分の内側から治ろうとする動きです。その要求に沿って、自然におさまるまで動きに身を任せましょう。

○個人によって異なりますが、ポカポカと温かくなったり、スッキリしたり、だるさを感じることもあります。横になり眠ってしまってもかまいません。

○「二人」で行う動作は、どちらかが「してもらう方」「やってあげる方」という役割分担ではありません。二人の呼吸が合って初めて内側にある治ろうとする動きが目覚めます。手を添える人は、相手の呼吸を感じてください。添えられる人は、相手の手から伝わる温かさを体の内側で感じましょう。

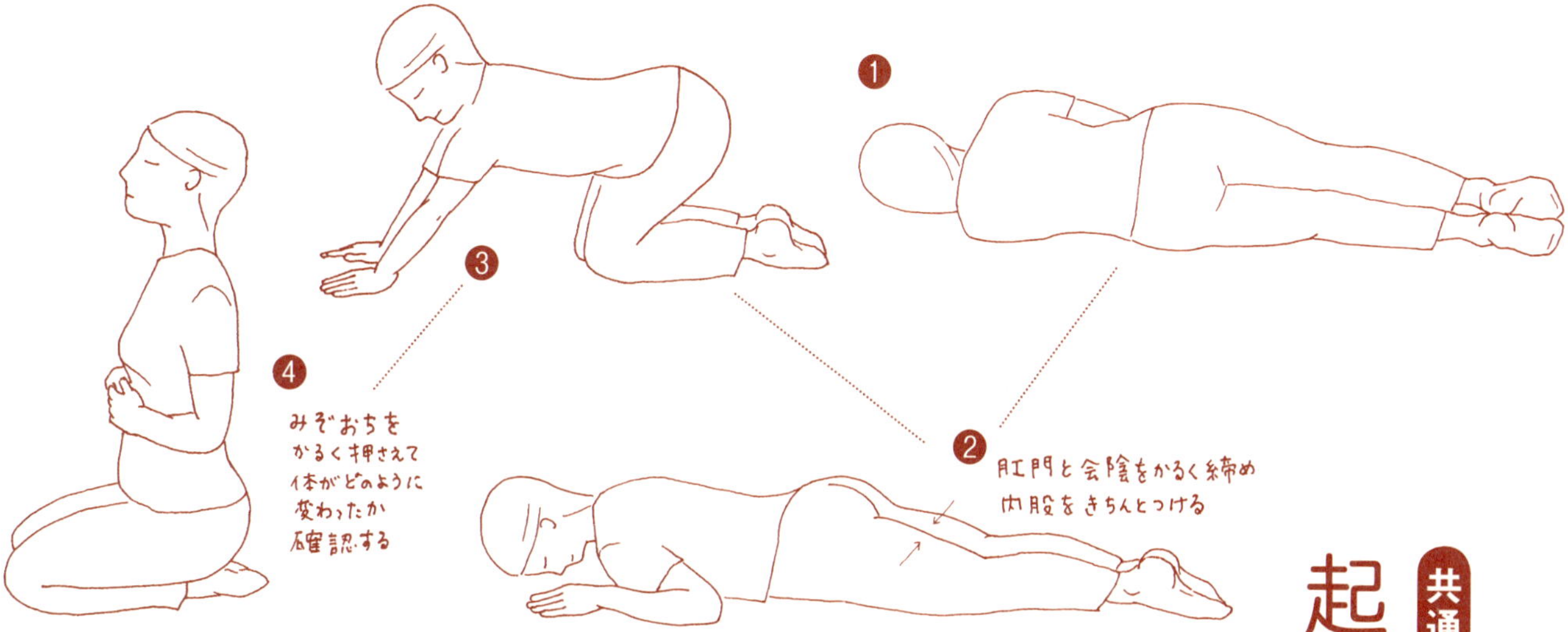
❶
❷
肛門と会陰をかるく締め
内股をきちんとつける
❸
❹
みぞおちを
かるく押さえて
体がどのように
変わったか
確認する

共通動作
起き上がり方

各実習の最後、起き上がり方も大事です。仰向けに寝て行う実習は、起き上がる際この方法をとります。体に負担をかけない正しい起き方です。日常生活で起床するときにも応用できます。

❶体を横向きに起こします。
❷横向きからうつ伏せになります。
❸手をついて肘を伸ばし、両膝をついて四つん這いの姿勢になります。
❹そのまま上体を起こし、肛門と会陰を軽く締め、内股をつけ腰を反らせて正座します。この姿勢のまま、みぞおちがゆるんだかどうか指で触って確認します。また首や肩、全身がゆるんでいるか感じてください。

1…みぞおちをゆるめる

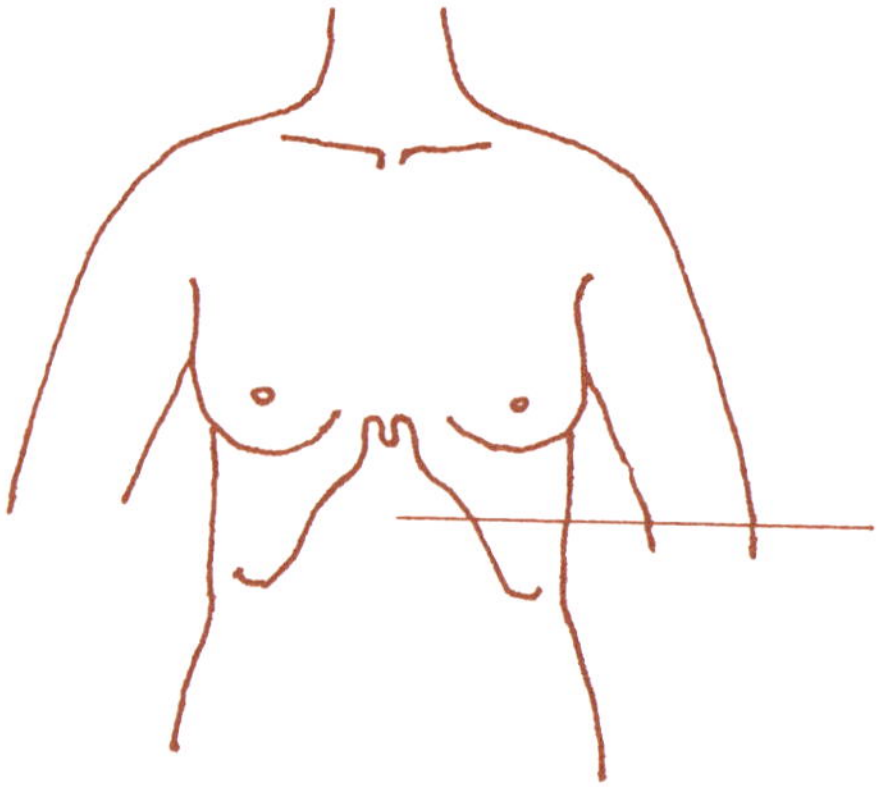

現代人は、「みぞおち」がとても硬く、ゆるまない人が多いです。「みぞおち」は、アタマとも深く関係しているところです。「みぞおち（＝腹部第一調律点）」をゆるめて、邪気を吐き出すことがセルフケアの第一歩です。「みぞおち」をゆるめることで、心身ともにゆったりします。この実習法は、「邪気の吐出《としゅつ》」とも呼ばれています。体にためている邪気を、すべて体の外に吐き出します。そうすると「みぞおち」とアタマの緊張がともにゆるみ、心身がゆったり落ち着いてきます。「みぞおち」がゆるんできますと、「みぞおち」が背中までつながって穴があいたような体感があり、心身がホッとします。
「みぞおち」がゆるんでくると、日々の生活の中で抱えるストレスの影響を受けにくくなります。また、新たな意欲や希望が出てきます。

座った姿勢

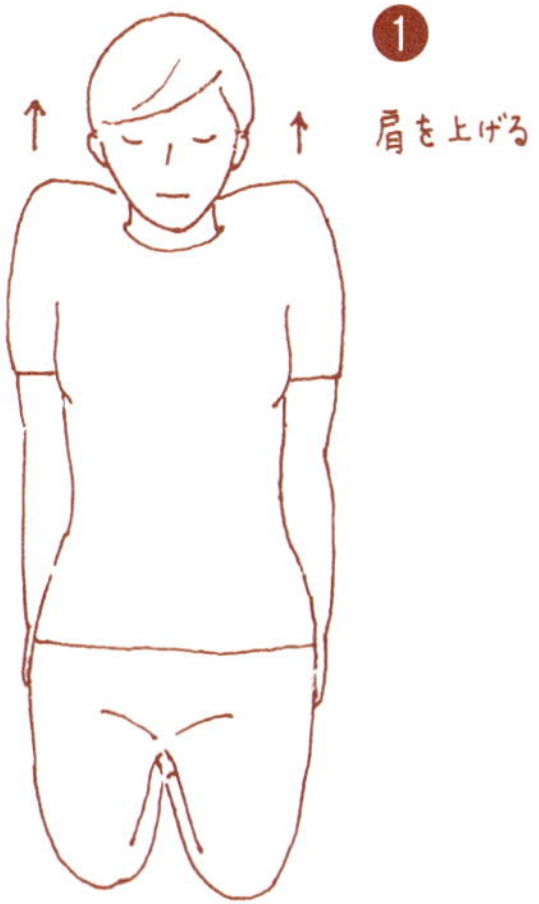
❶
肩を上げる

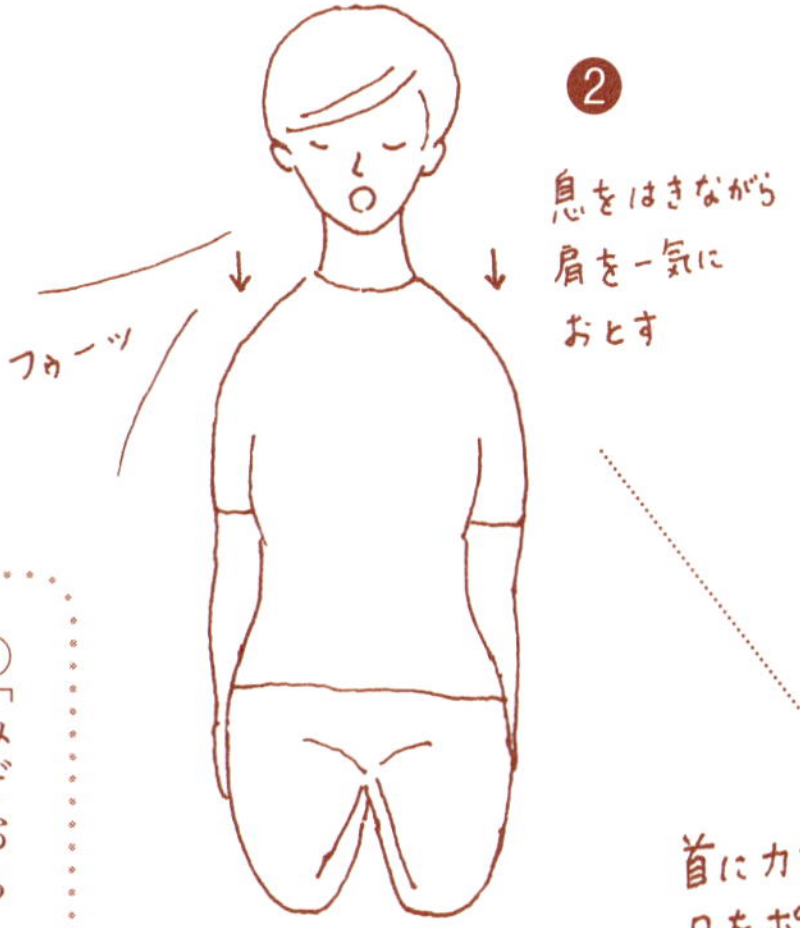
❷
息をはきながら
肩を一気に
おとす
フゥーッ

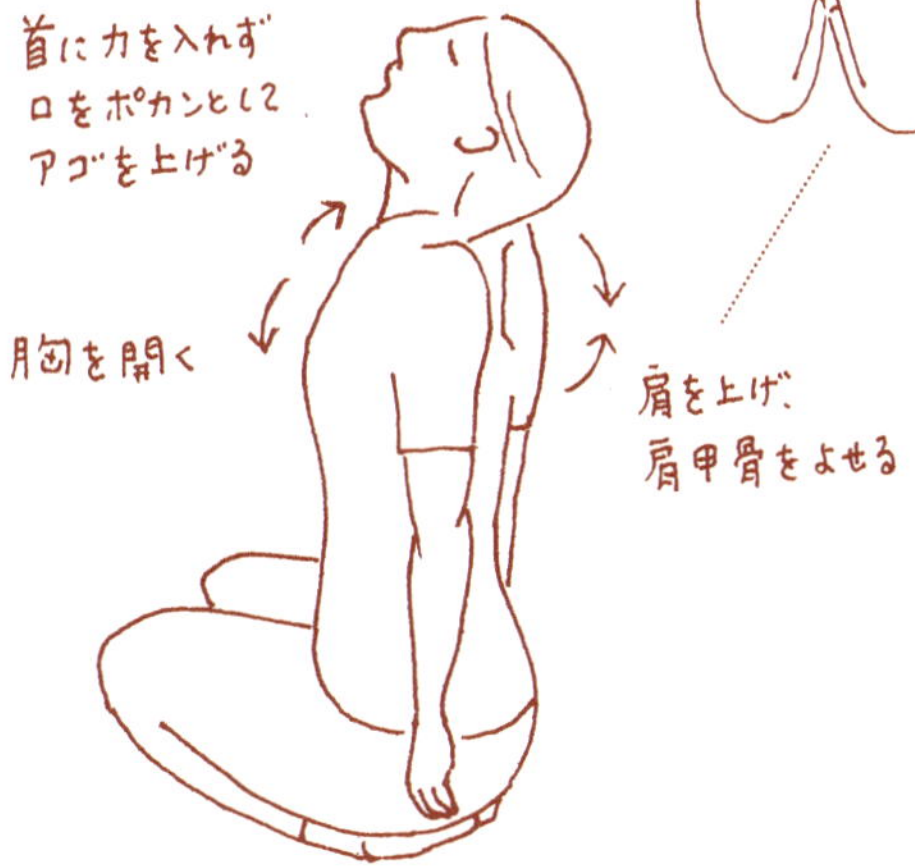
首に力を入れず
口をポカンとして
アゴを上げる
胸を開く
肩を上げ、
肩甲骨をよせる

❶両肩を上げ、胸を開いて肩甲骨を背骨に響く感じまで寄せます。❷「フウッ」と一瞬息を吐くと同時に、力を抜きます。2〜3回繰り返します。

○「みぞおち」が硬くゆるみづらい人は、まず❶と❷で、首と肩の緊張をゆるめましょう。

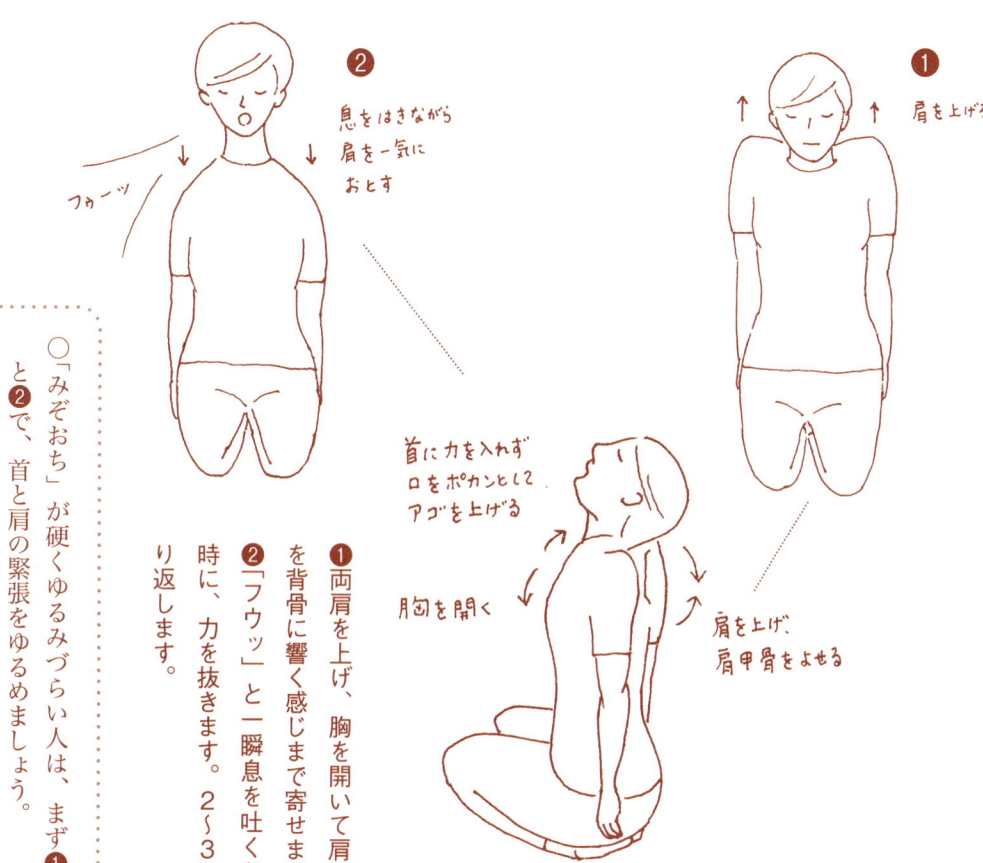

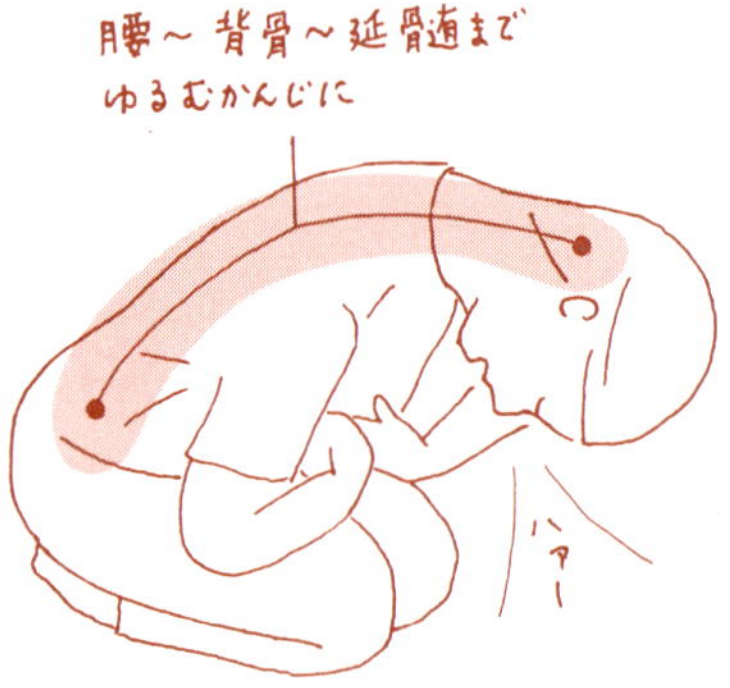

腰〜背骨〜延髄まで
ゆるむかんじに
ハァ〜

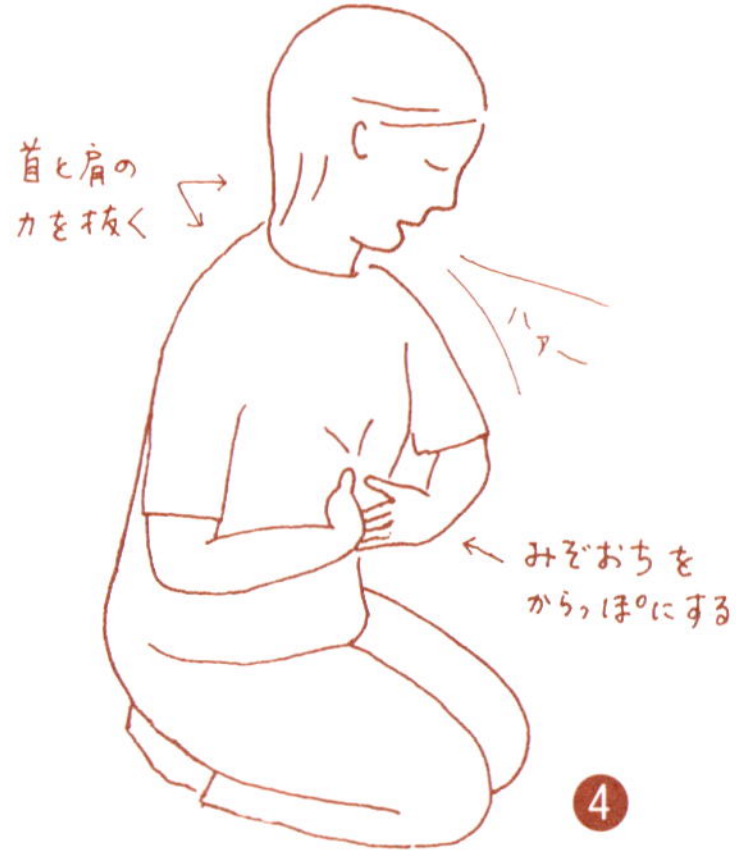

首と肩の
力を抜く
ハァ〜
みぞおちを
からっぽにする
❹

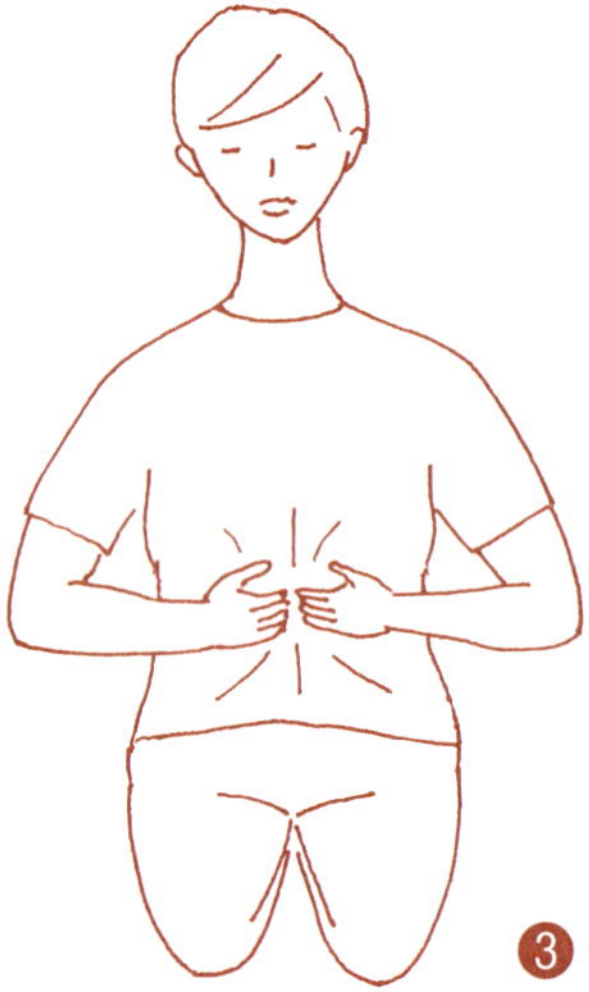

❸

❸自分の体が水に浮いているようにゆったりして首や肩の力を抜きます。みぞおちに両手の指を当て、自然に気持ちよく息を吸います。

❹指をみぞおちに当て上体をゆっくり前に倒していきます。そのとき首と肩の力を抜いて、口を開けて「はあ〜〜」とゆっくり長く息を吐きます。

❺❸〜❹をみぞおちがゆるむまで繰り返します。みぞおちがゆるむと、全身もリラックスして気持ちもゆったりポカ〜ンとなります。

○「水に自分の体がフワッと浮いている」感じで、首や肩の力を抜いて、脱力した状態になるのがポイントです。首や肩の力が抜けると、体の芯までリラックスしてきます。

仰向けの姿勢

❶仰向けになり、19ページの❶〜❷を繰り返して、十分に首や肩の力を抜きます。

❷仰向けのまま、両手の指をみぞおちに軽く当てます。自分の体が水に浮いているようにリラックスした感じになり、首や肩の力を抜きます。首がゆるむようにアゴを自然に上に向けます。気張らずにポカ〜ンとして、ゆっくり呼吸します。

❸みぞおちに軽く指を当てたまま、ゆっくり息を吐いていきます。硬くつかえたところがあったら、何回も静かに深く呼吸をします。指がみぞおちから背中まで入り、ゆるんだ感じが内側から出てくるまで行います。

❹起き上がり（17ページの起き上がり方を参照）、正座をしてみぞおちがゆるんだか確かめましょう。

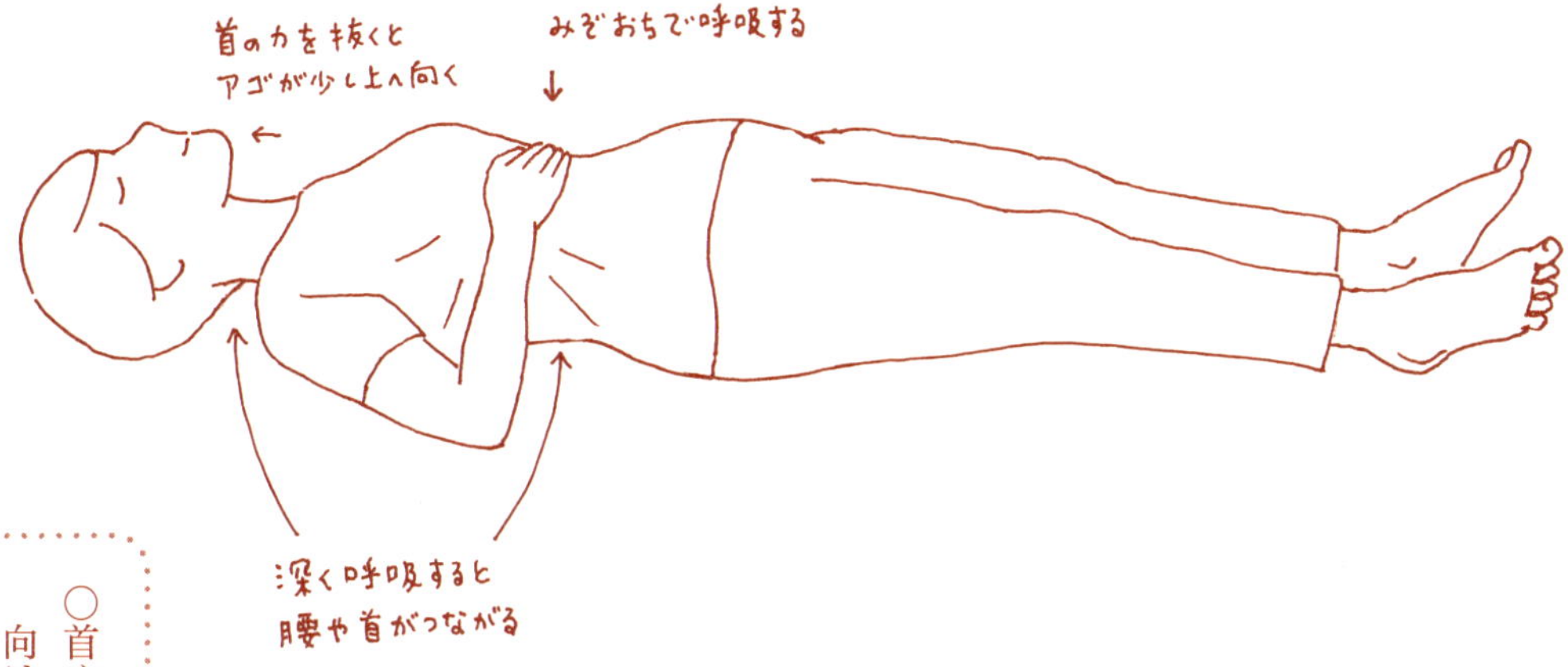
首の力を抜くと
アゴが少し上へ向く
みぞおちで呼吸する
深く呼吸すると
腰や首がつながる

○首や肩の力がなかなか抜けない人は、仰向けで行うとゆるみやすくなります。

○就寝前に行うと睡眠が深くなり、翌朝スッキリ目覚めます。

○アタマの緊張が強い傾向の人は、横になっても首や肩がなかなかゆるみづらいです。その場合は「自分の体が水に浮いている」という感じでリラックスします。

○ゆるめることを続けている中で、つかえた感じがあったら、無理につかえたものを取ろうとするのではなく、静かな気持ちで深く呼吸をしていくと、つかえていたものが消えていきます。みぞおちと対話しながら、「無」になる気持ちで続けてください。

○終わった後起き上がり、正座をして体の変化を確かめましょう。その際に、内側の感覚が大切です。アタマから、首も肩も背中の芯もゆるんでリラックスしてくると、体の中心から整っていきます。

○いろいろな変化の中で、中心から整う実感を積み重ねると、体の中には、治ろうとする働きがあり、自分は大きな安心に包まれていることに気づきます。

2…大あくびでアタマをゆるめる

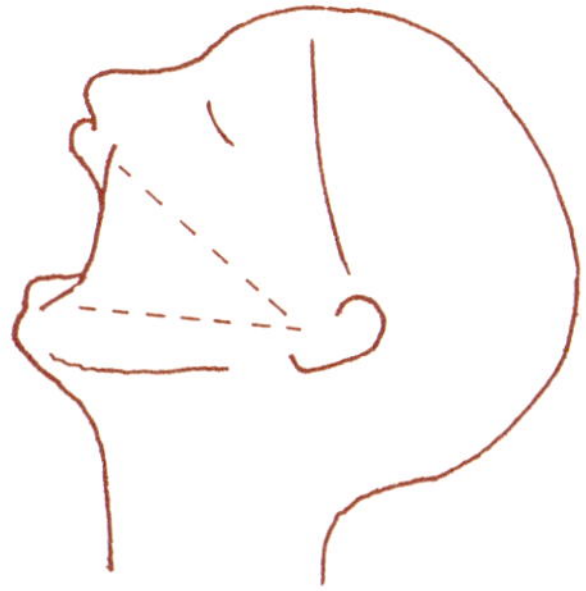

　慢性的に首や肩が硬くなっていると、本来なら可動性のある頭蓋骨が動きづらくなり、頭蓋骨の前面にある前頭骨が下がり、大脳の神経を圧迫します。このため目が疲れやすく、アタマもゆるみにくくなります。

　体の内側から口を大きく開けて出るあくびは、首をゆるめ頭蓋骨の動きを取り戻し、アタマの疲れを取ります。また後頭部もゆるむので、現代人に多く見られる、ストレスで下がりやすくなっている後頭部も上がっていきます。そうすると、延髄《えんずい》と脊髄《せきずい》の神経の通りがよくなります。一連の動きは、副交感神経系に刺激を与えることになるので、体と心の緊張を気持ちよくほぐしてくれます。

　また副交感神経が活発に働くことで自律神経系も整います。さらにアゴの上下の動きで、耳の下に位置する耳下腺が刺激され、唾液の出がよくなり消化を助け、ホルモンの分泌も活発になります。さらに頸椎《けいつい》から背骨、尾骨までがつながって、体の中心の治ろうとする力が活性化してきます。

一人の場合

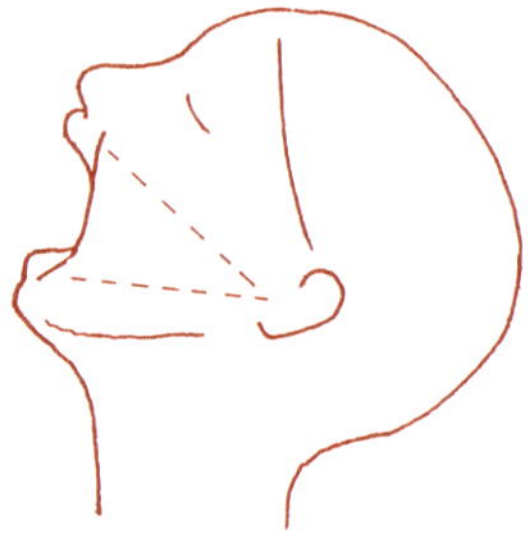

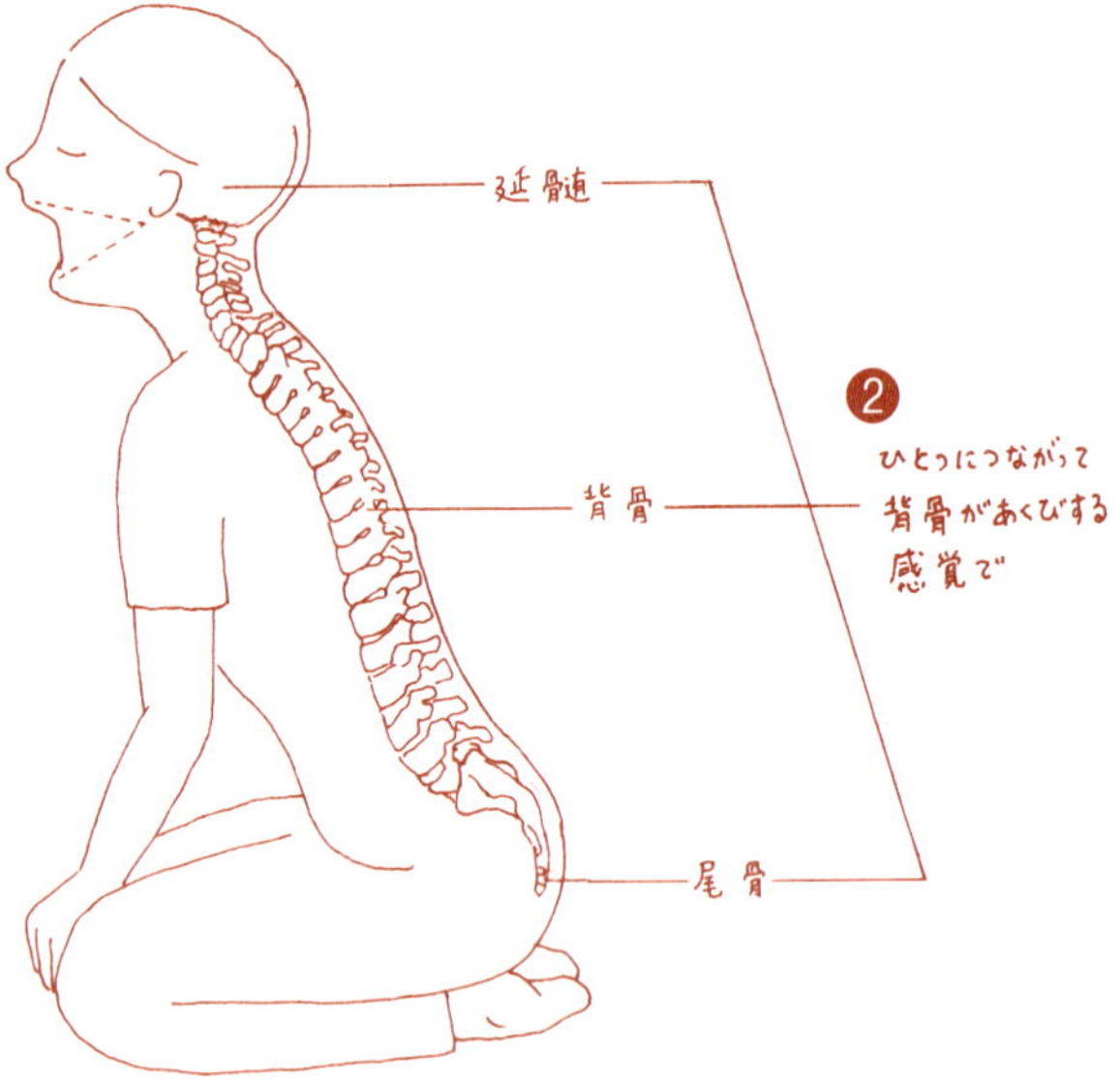

ポッカーンと
口を開く
延髄
背骨
尾骨
❷
ひとつにつながって
背骨があくびする
感覚で

❶正座をして自分の体が水に浮いている感じになり、リラックスします。

❷上体を少し前に倒して、力を入れずに口を徐々に大きく開けていきます。そのとき、上歯と下歯が耳のつけ根まで開くような感じで行います。

❸力を入れずに、水に浮いた感覚のままポカンとしてください。亀が首を甲羅から出すように、気持ちよく首を伸ばします。

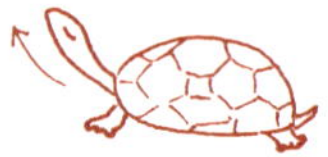

亀がヌーッと頭を出すイメージで

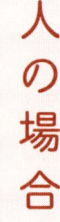

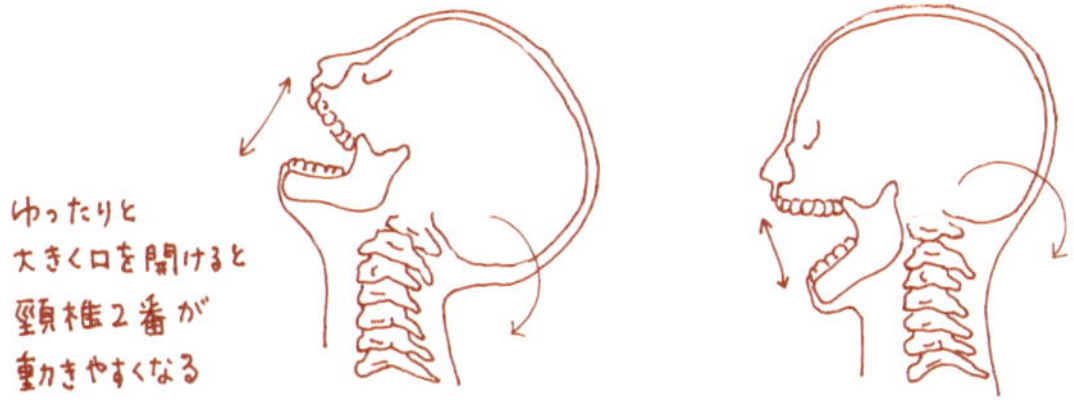
ゆったりと
大きく口を開けると
頚椎２番が
動きやすくなる

❹アゴをゆっくり上げながら、頭蓋骨を回転させて大きなあくびをします。延髄から背骨の中心までがつながり、背骨も腰もあくびをするように伸びたくなります。そうすると内側から、何回も自然に大きなあくびが出てきます。

❺体を整えようとする動きが、内側から出てきた後、動きがおさまったら、ゆっくり下腹に息を吸い込んで、軽く肛門を締め、３秒ほど目をつぶって息を止めます。それから片目ずつ目を開き、息を整えます。

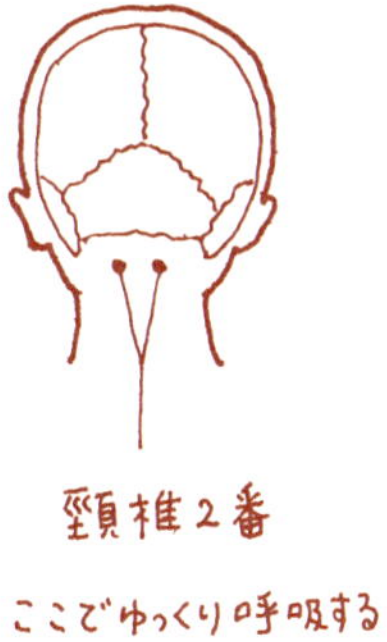
頚椎２番
ここでゆっくり呼吸する

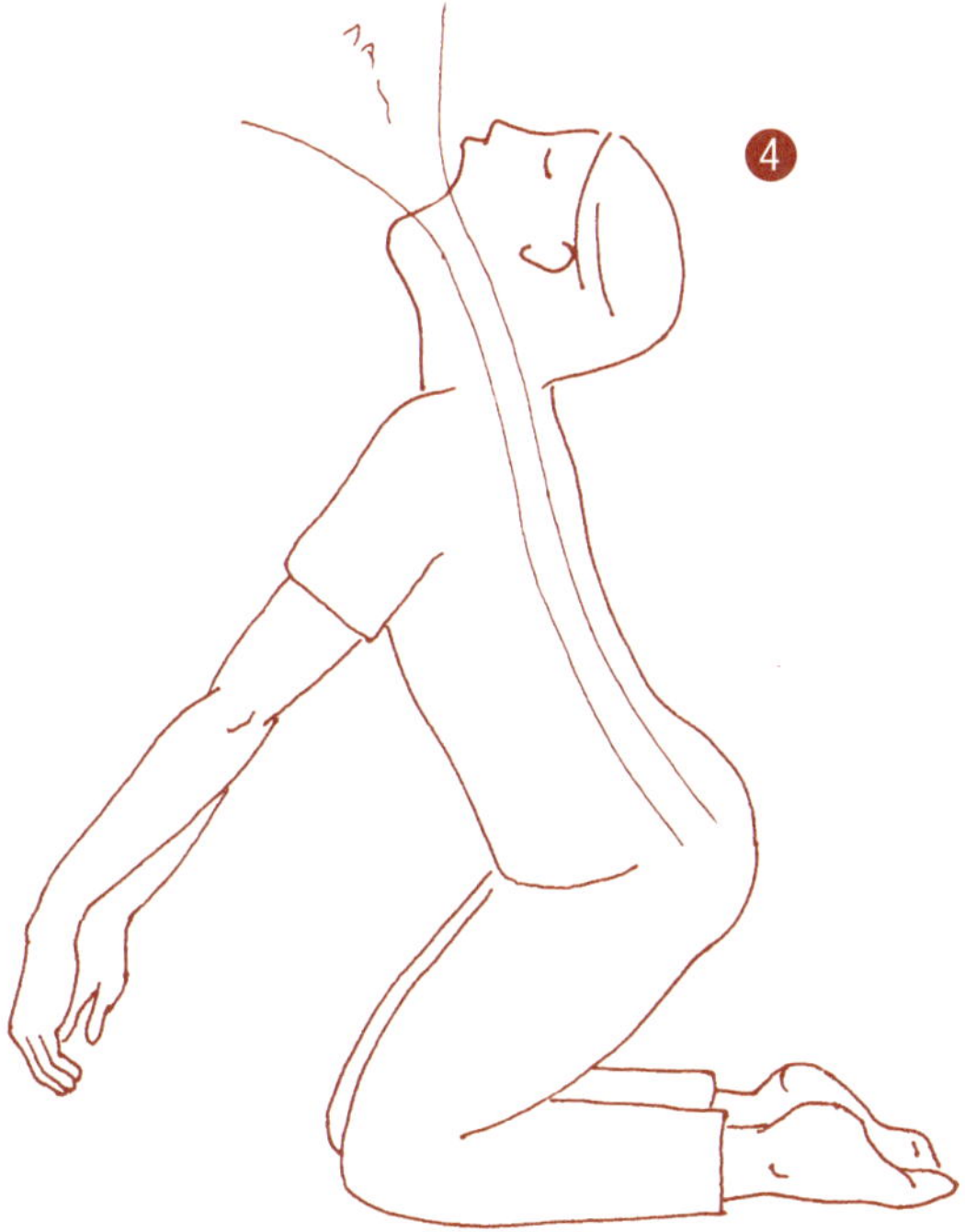
ファ〜
❹

二人の場合

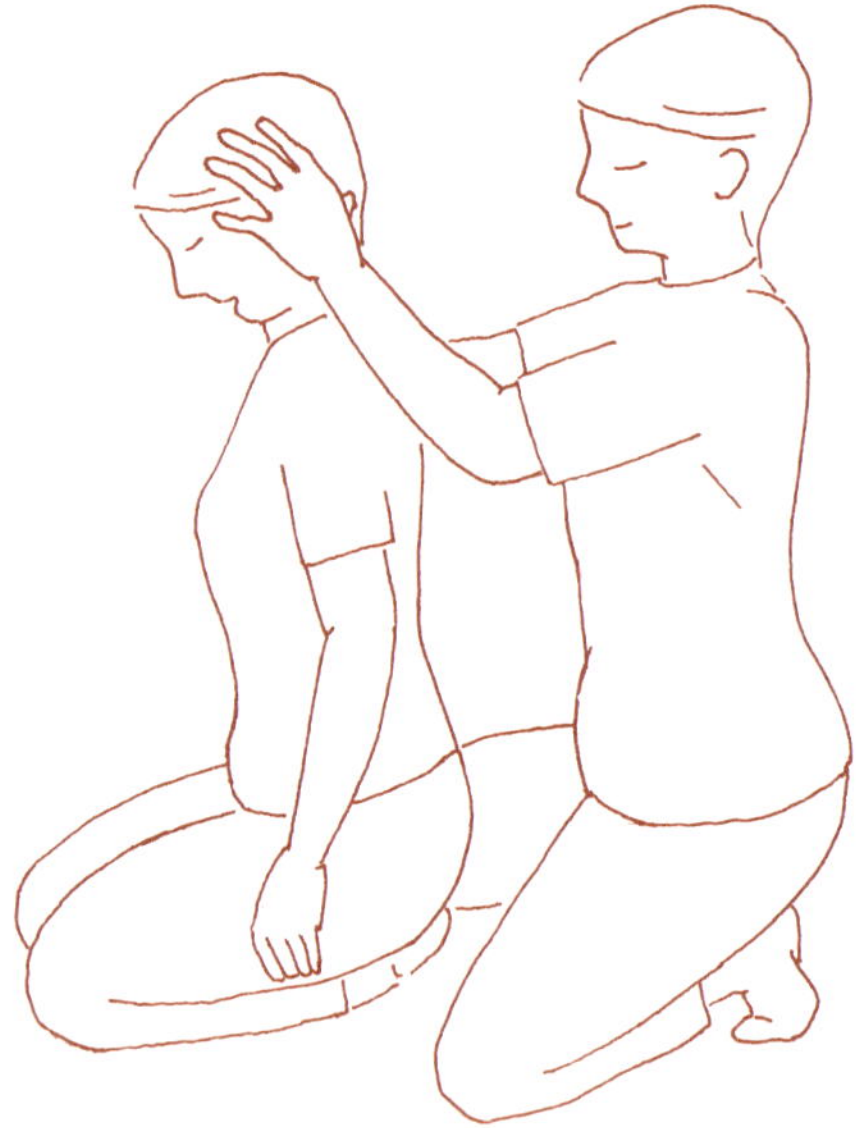

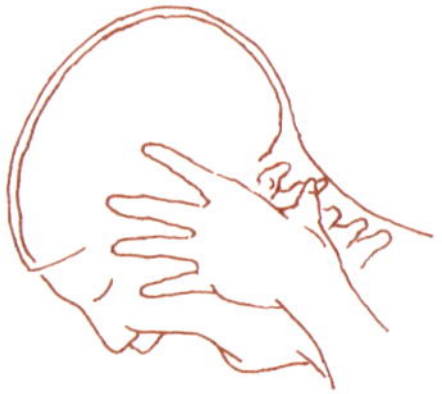

❶一人は正座した人の後ろに座ります。あくびをする人の頸椎2番（前ページ参照）に親指を当て、小指は頬骨《ほおぼね》の下あたりに来るように、4本の指で側頭部を包み込むようにします。このときに絶対に力を入れないでください。相手の呼吸を感じます。

❷あくびをする人は、一人で行う動作と同じ要領で大あくびをします。後ろの人は大あくびが出たら、手を離してください。

❸大あくびが出た後は、正座に戻ってポカ～ンとします。

○後ろの人は大あくびをする人のアゴやアタマを無理に動かしたり、指に力を入れないでください。

3…仙骨が動く

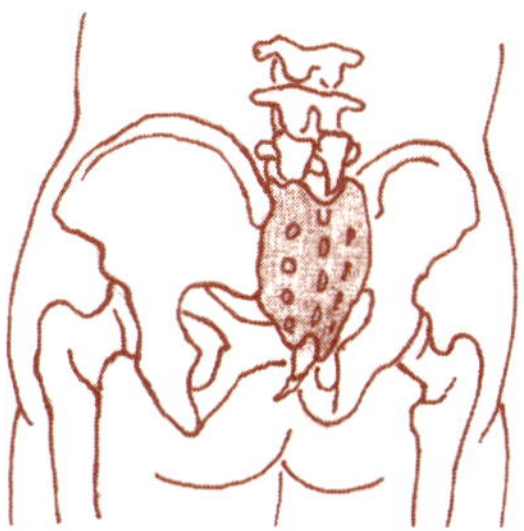

仙骨は、骨盤といわれる腰部の骨組みの一つです。ここは、女性にとって毎月の月経、妊娠前の体づくり、出産、産後においてもとても大切なところです。

この実習を行うと、外側からの働きかけによって生まれる動きではなく、内側からの発動で弾力ある仙骨の動きを感じられます。その仙骨から背骨の中心を感じられるようになります。内側からの動きに出会うことで、毎月の月経との関わりも変わってきます。月経前には、骨盤（仙骨と腸骨）は開いて下がり、子宮のお掃除をします。そして月経が終わった後は、骨盤が締まって上がり、中心へとまとまっていきます。骨盤が収縮し、子宮も働き、腰も整い、中心へとまとまっていくことは、気持ちよい感覚です。また仙骨の弾力性は、愛情深い母性、愉快な心、女性の美しさとたくましさ、子育て、日常生活と深い関係があります。

一人の場合

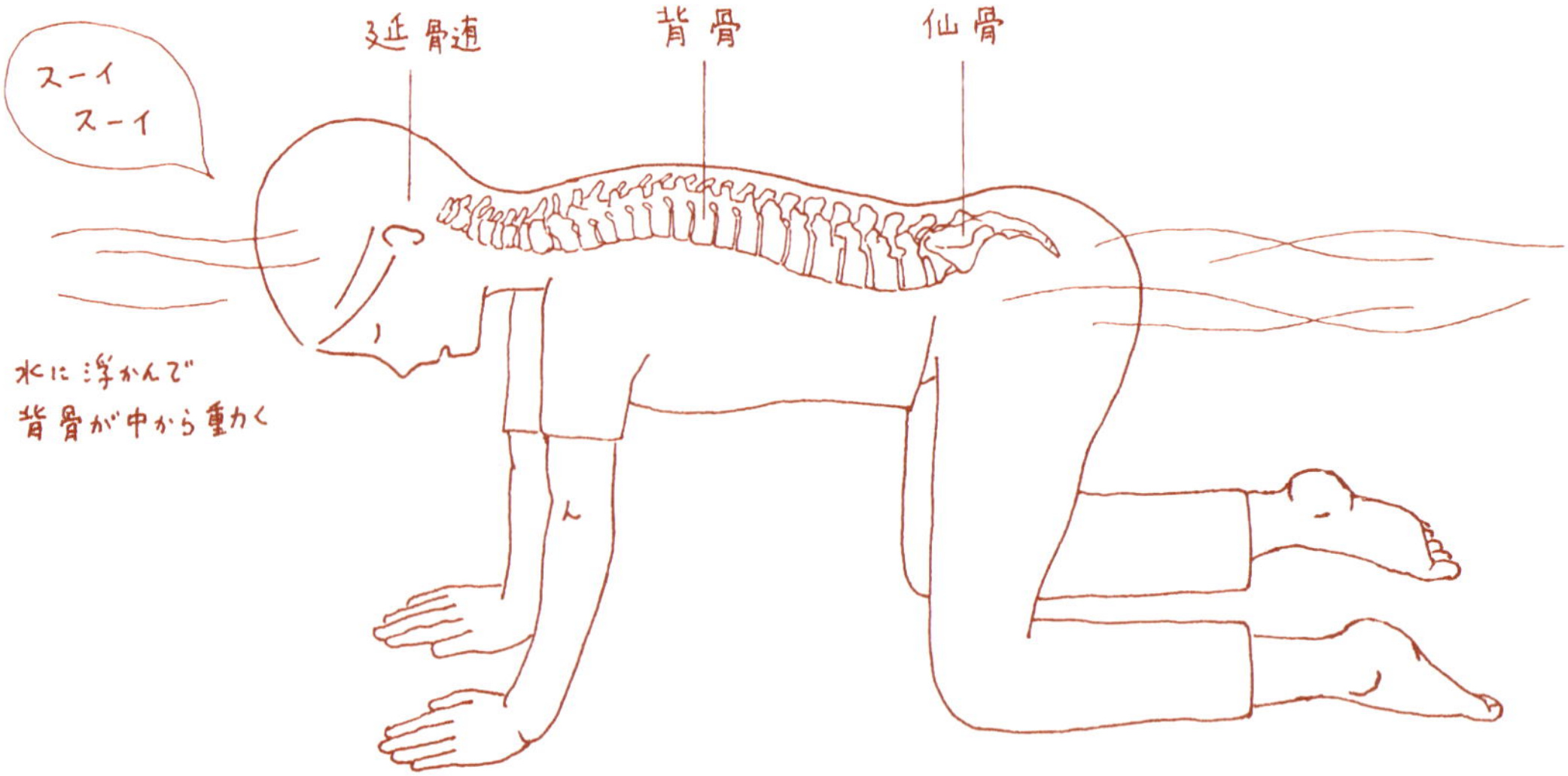

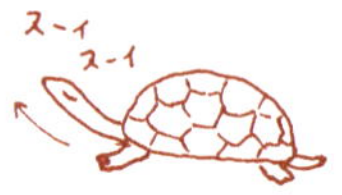

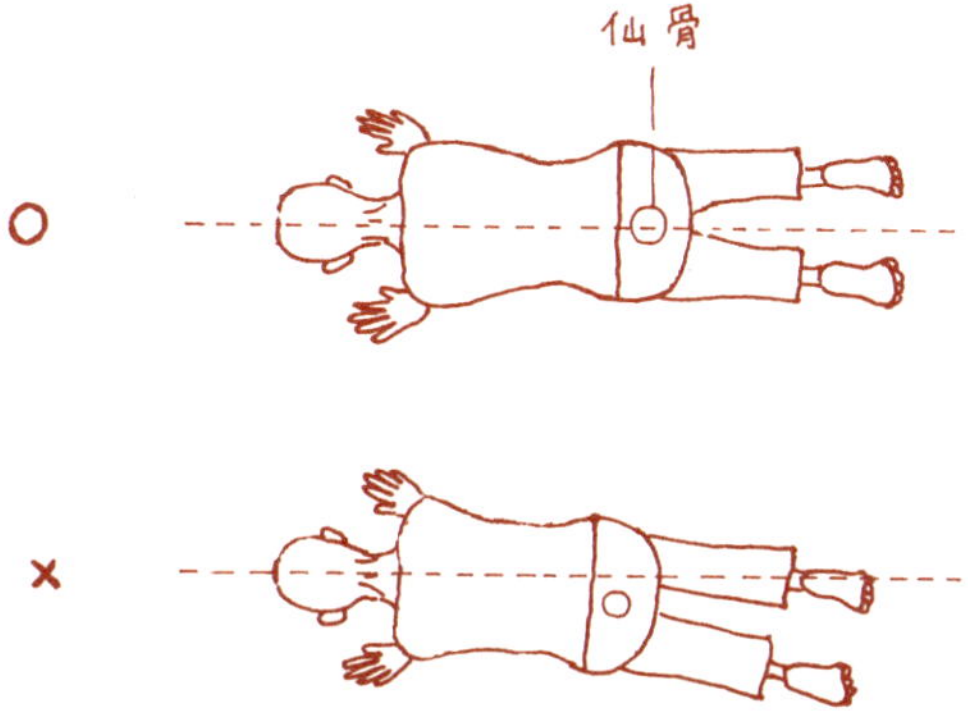

❶四つん這いの姿勢になって、背骨を真っ直ぐにします（右か左に曲がっている人が少なくありませんので、確かめてください）。背骨（延髄→背骨→仙骨）がつながっているか確かめます。体が水にフワッと浮いてリラックスした感じになります。脱力して水に体を任せる感覚がとても大切です。

❷水に浮かんだ状態で、仙骨と背骨を意識しながら、背骨の中心で「スーイ」と気持ちよく泳いでみます。

❸プールがまだ先まであるつもりで「スーイ、スーイ」と、さらに背骨の中心で泳ぎます。そのまま泳いでいると、体の内側から動き出し発動する感じが出てきます。

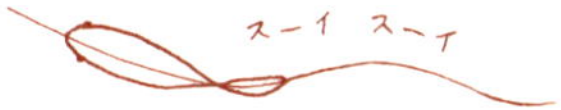

※仙骨や背骨が伸びたり縮んだりする感覚が出て、体が内側から動くような要求があったら、その感覚に沿って動きます。

○首が硬い方は、亀の首が甲羅からスーッと伸びる感じで行うと効果的です。自分の体が水に浮いているように、リラックスして魚になったつもりで気持ちよくスムーズに泳いでいる状態になるのがポイントです。

○就寝前に行うと、よく眠れます。

二人の場合

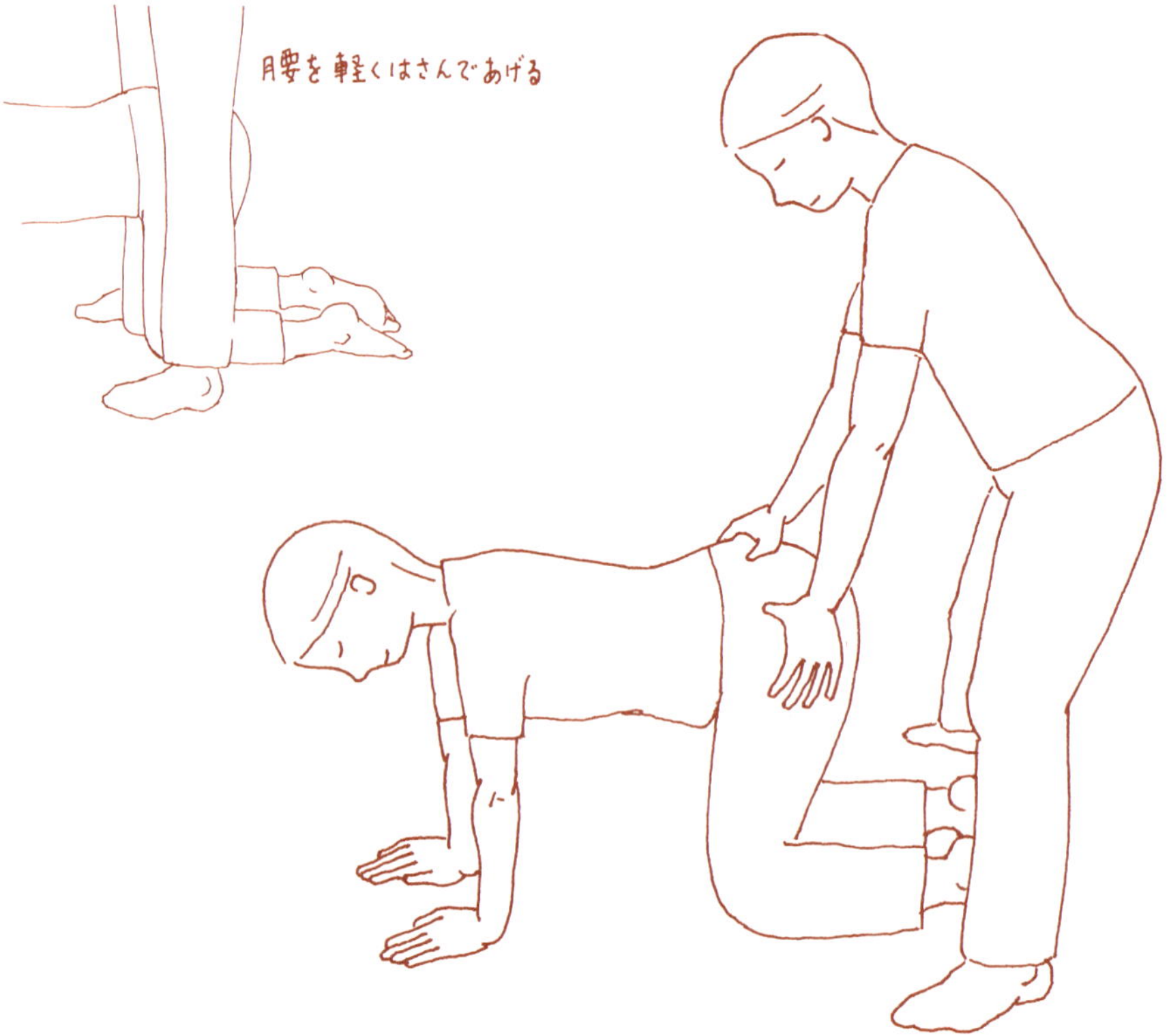

❶後ろの人は、四つん這いになった行う人の体が真っ直ぐになっているかどうか確かめます。左右どちらかに曲がっていたら、真っ直ぐになるように伝えます。行う人は、自分の後頭部にある延髄から背骨、仙骨まで意識します。

❷後ろの人は、行う人の仙骨に親指を置きます。このとき決して力を入れて押さないように注意してください。初めて行う人は、先に腰が動いてしまうので、後ろの人は脚で腰を軽くはさんで固定します。

❸行う人は、自分の体が水に浮かんでいる感じになります。そして仙骨と背骨を意識して、「スーイ」と背骨の中心で泳ぎます。

❹プールのもっと先まで、スーイ、スーイと泳いでいきます。体の内側から発動が起き、仙骨や背骨が動き出します。

※仙骨や背骨が伸びたり縮んだりする感覚が出て、体が内側から動くような要求があったら、その感覚に沿って動きます。

※三人で行う場合、一人は行う人の前に立ち、伸ばした腕を支えます。行う人は、両手を前に出しているので、体の内側で泳ぐ動きが、より起こりやすくなります。このとき無理に引っ張るようなことはないようにします。

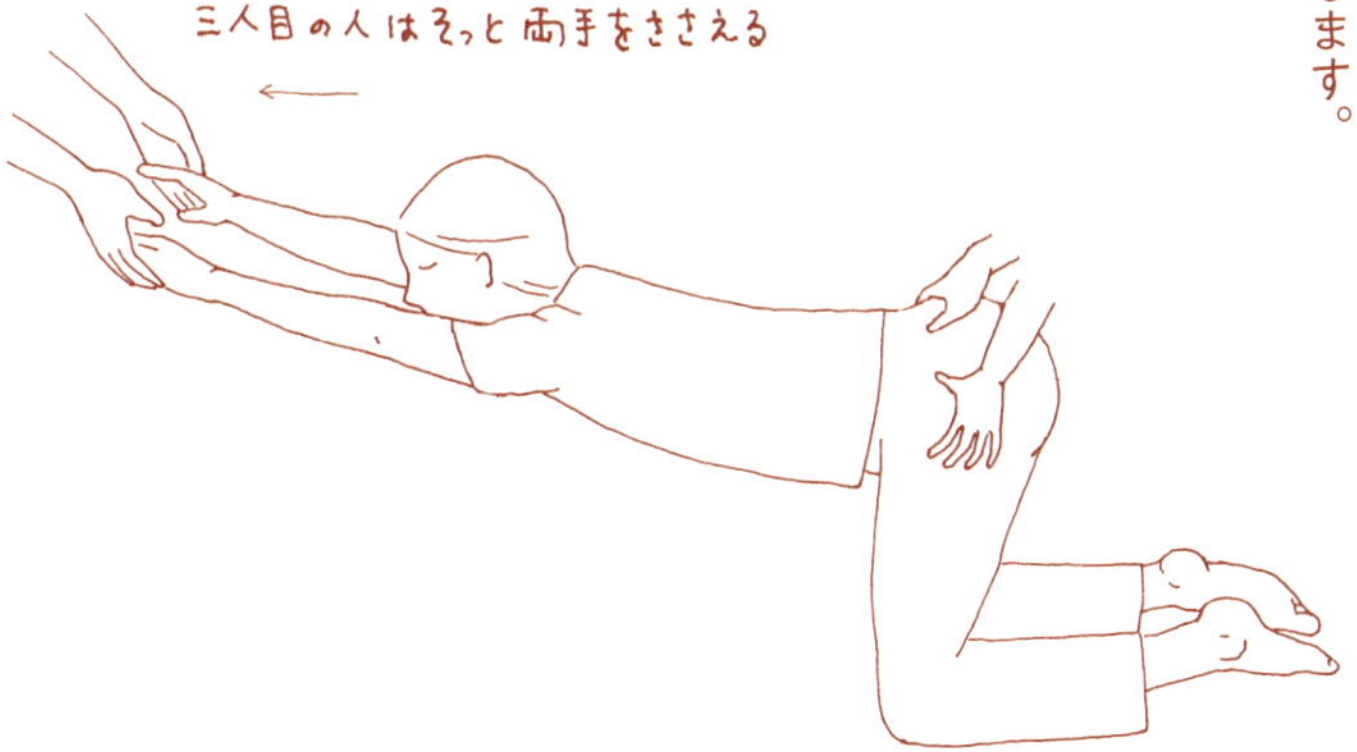
三人目の人はそっと両手をささえる

4…足首まわし

全身がつながるかんじをあじわおう！

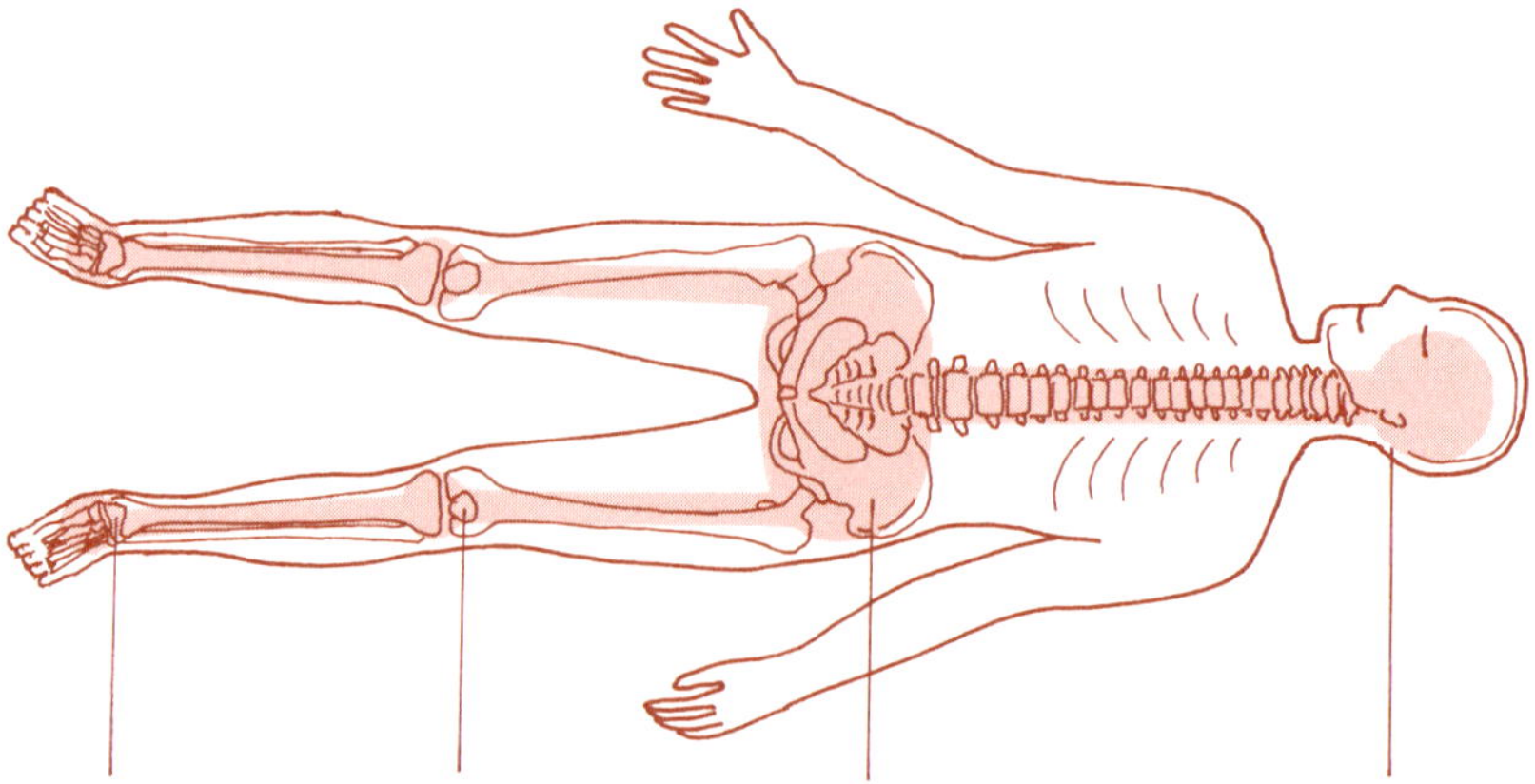

現代人のように、パソコンを使ったデスクワークなど、座ったきりで、神経やアタマを使っていると、アタマの緊張がゆるまず骨盤（仙骨と腸骨）も開きにくくなります。また歩くことが少ない日常生活を送っている人は、脚と骨盤がつながっていないバラバラの状態になっています。そんな人の体を回復していくために重要な実習が、足首まわしです。

赤ちゃんや猫のように踵から膝、腰と、体の中心から伸びるように少しずつ、気持ちよく外や、内に足首をまわしていくと、体の中心に向かって骨盤が締まって整っていく感じになります。外まわしのときには、足首、膝、股関節、腰が体の中心から開いていく感覚、内まわしのときには中心に収縮し、まとまっていく感覚が体の中で起きてきます。骨盤（仙骨と腸骨）と背骨がつながり、背骨の一つひとつが呼吸をしていること、胸も腰も後頭部も、開いたり閉じたり、全身が呼吸をしていることがわかります。その収縮感がわかるようになると、月経を迎えるときには骨盤が開いて下がり、月経中はスムーズに排出して子宮のお掃除をする心地よさ、月経の後は骨盤が中心に締まって上がり、体が新しくなって整うという感覚が実感できます。

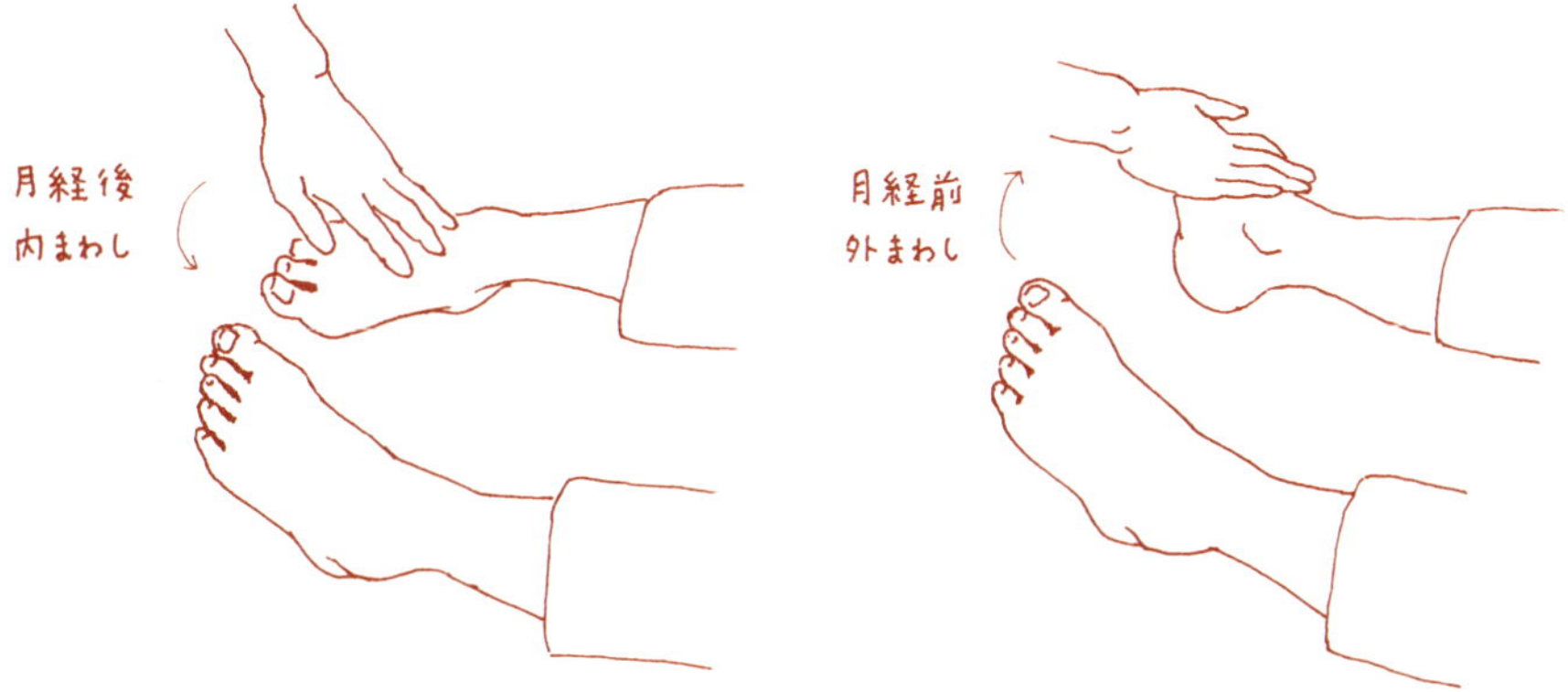
月経後
内まわし
月経前
外まわし

注意

●この実習は、骨盤に大きな影響があります。妊娠中、月経中は行わないでください。

●月経前3～5日前から外まわし、月経が完全に終わったら内まわしを行います。月経前後以外は、外まわし、内まわしを両方して、中心に整う感覚を育てます。

●感覚には個人差があります。無理をしないでください。

一人の場合

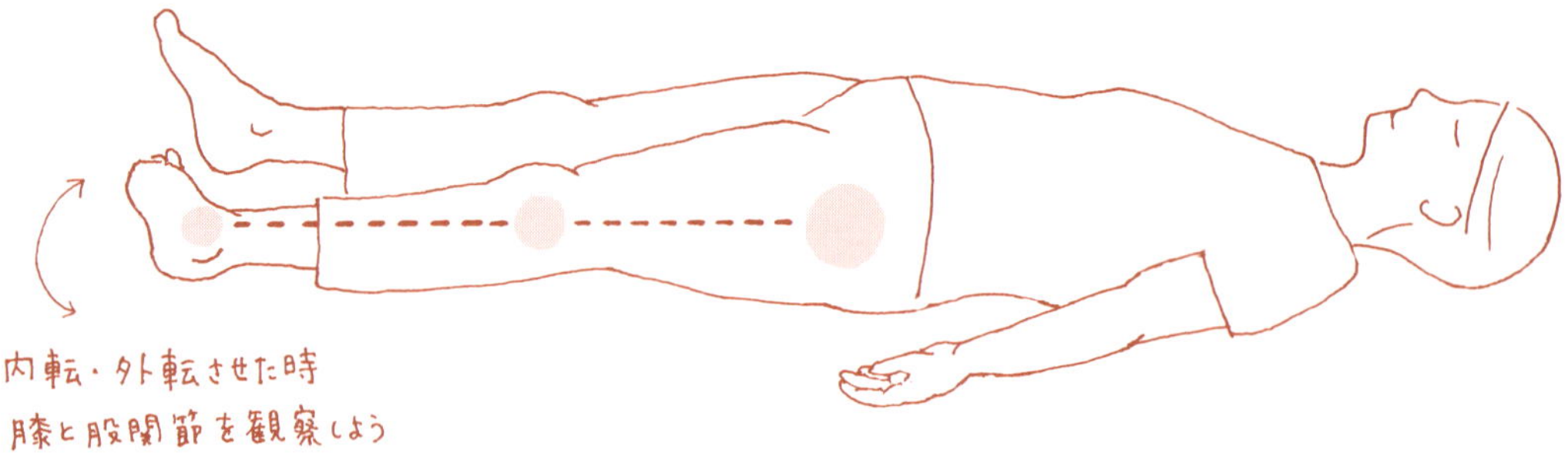

内転・外転させた時
膝と股関節を観察しよう

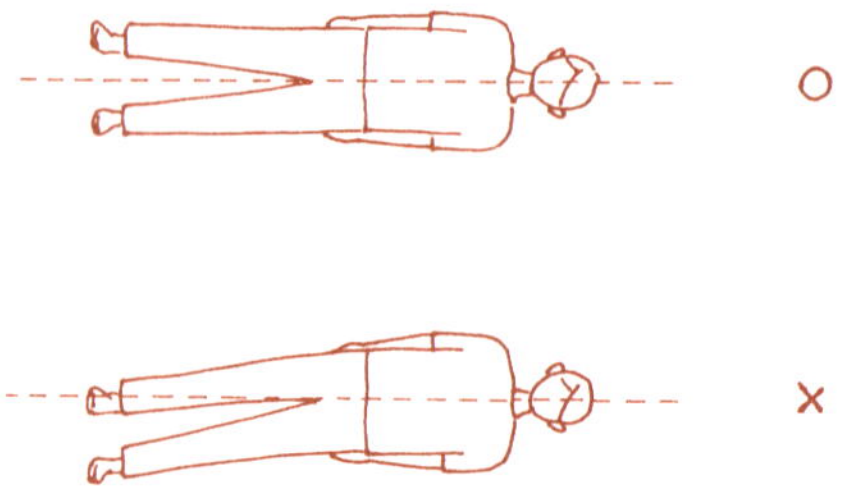

○
×

❶ゆったりと仰向けの姿勢で、体を真っ直ぐにしてから、足を腰の幅に開きます。
❷膝裏の筋肉を気持ちよく内側から伸ばしながら片脚を伸ばし、足首をゆっくり内側に倒します。このとき膝が持ち上がらないようにします。動きがスムーズか

どうか、股関節とつながっているかどうかを観察します。
次に外側に倒して、同じように観察します。
❸反対の足首を、❷と同じ要領で内側、外側に倒して観察します。
❹左右の足首どちらか、スムーズに動きづらい感覚のあるほうをまわします。
自分の体が水にフワッと浮いてリラックスしている状態で脚を伸ばします。このとき膝裏の筋肉も伸ばして、腰から体の中心へとつながるような感じでゆっくり足首をまわします。
❺何回か繰り返します。その後、両足首とも外まわしと内まわしをして、内側から体の中心に整っていくような動きが出てきたら、それに任せます。

○歩くことが少ない現代人は、膝裏の筋肉が伸縮しにくい傾向にあります。筋肉を力で無理に伸ばすのではなく、内側からの呼吸に沿って中心とつながっていくと、自然と骨盤や背骨が整える動きが起こります。

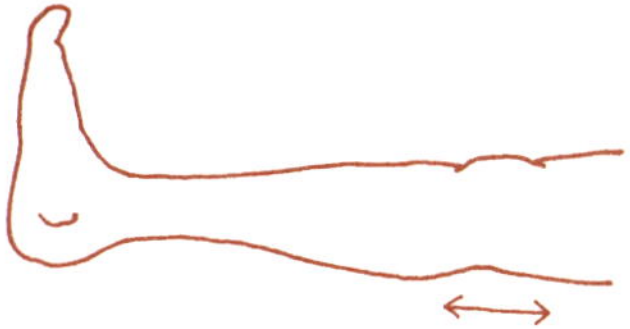

二人の場合

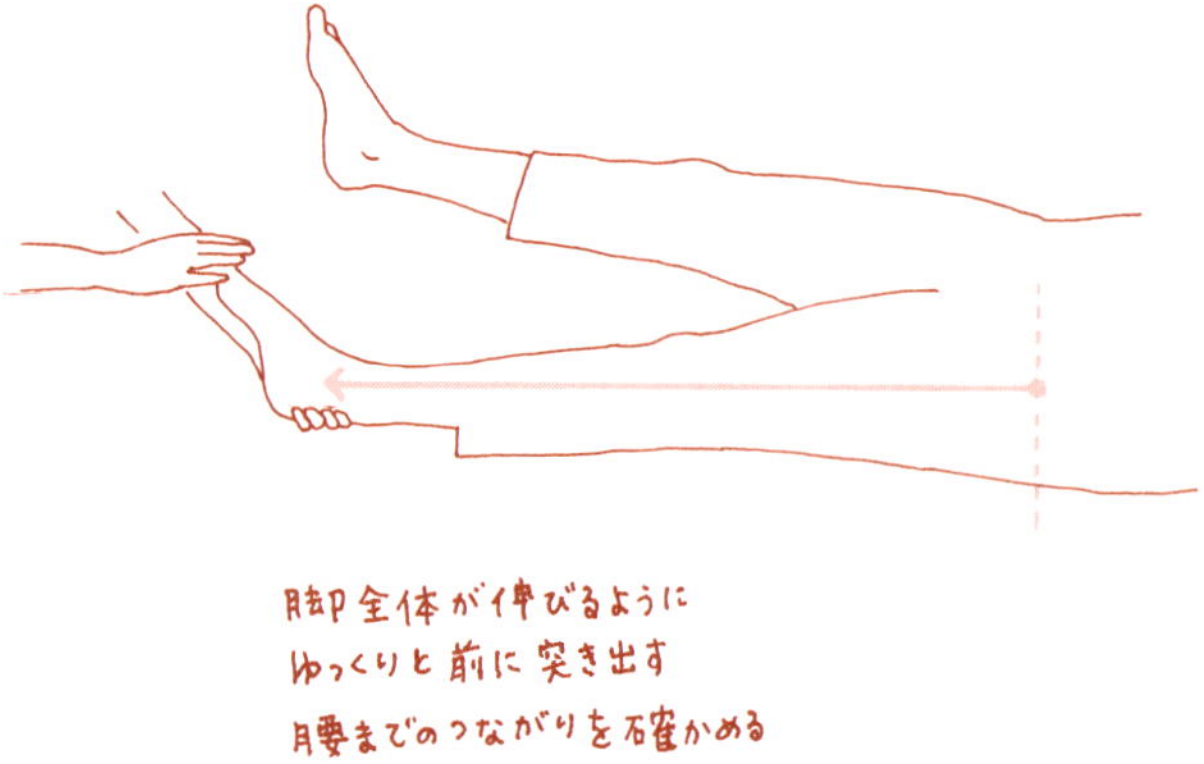
脚全体が伸びるように
ゆっくりと前に突き出す
腰までのつながりを確かめる

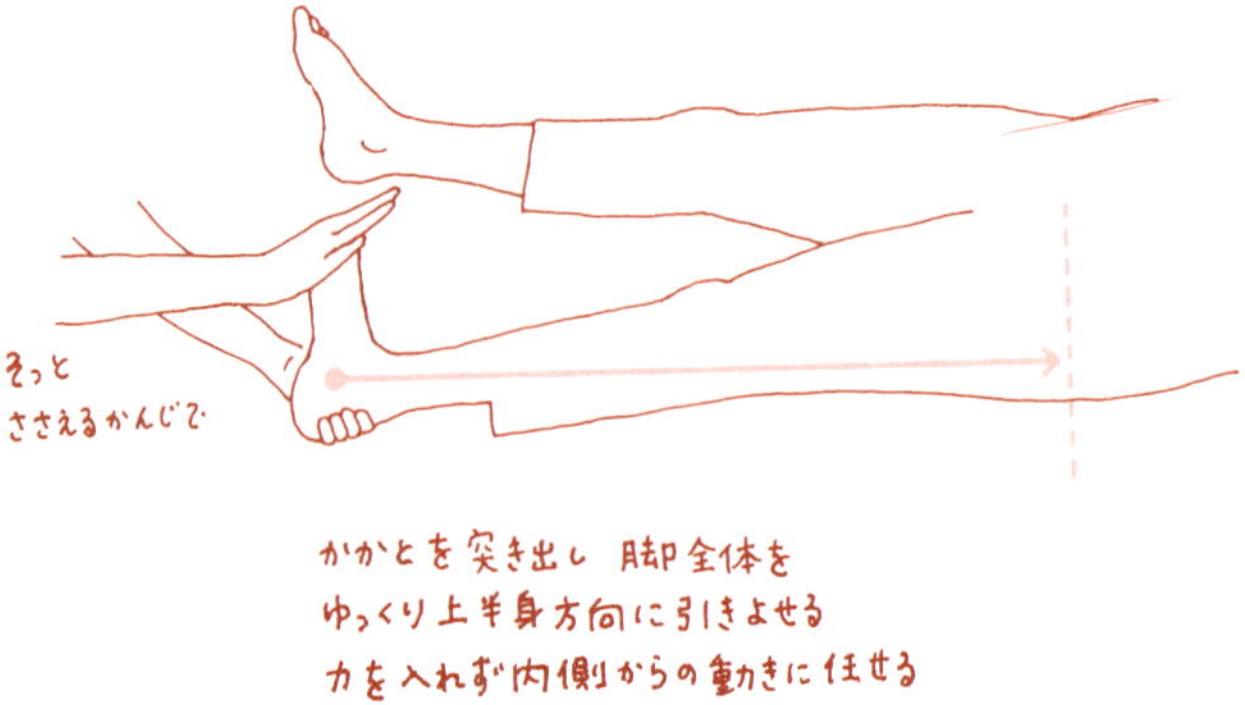
そっと
ささえるかんじで
かかとを突き出し 脚全体を
ゆっくり上半身方向に引きよせる
力を入れず内側からの動きに任せる

❶一人は、仰向けになり体を真っ直ぐにして、足を腰の幅に開きます。もう一人は、行う人の体が真っ直ぐになっているかどうか確かめます。左右どちらかに曲がっていたら、真っ直ぐになるように伝えます。行う人は、自分の体が水にフワッと浮いているようなリラックスした感覚になります。

❷行う人は、片脚ずつ膝裏の筋肉を気持ちよく内側から伸ばします。伸ばすときに膝が持ち上がらないようにします。もう一人は、手を添えて相手の呼吸と動きに沿ってゆっくりと足首を内側に倒します。そのとき動きがスムーズかどうか観察します。

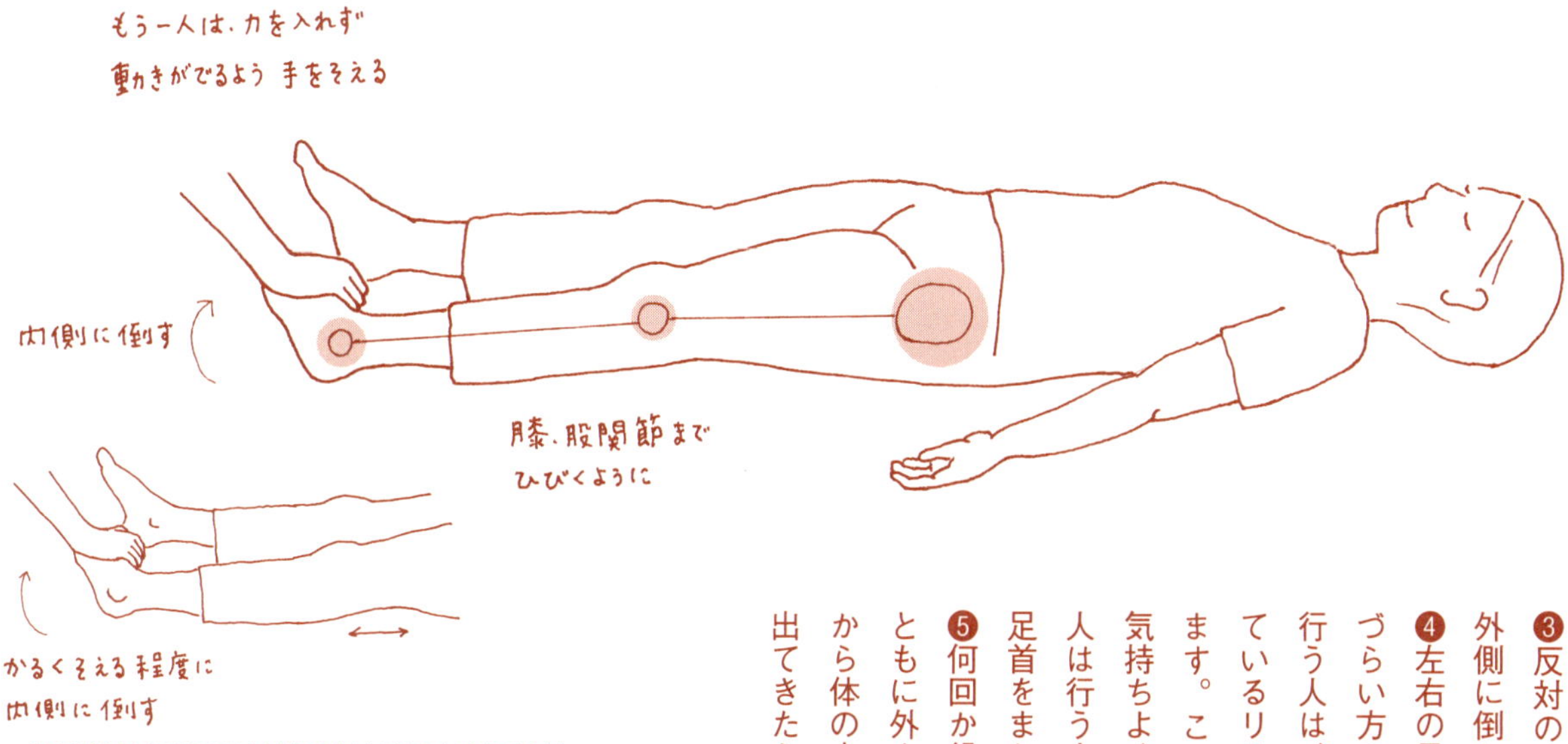
もう一人は、力を入れず
動きがでるよう 手をそえる
内側に倒す
膝、股関節まで
ひびくように
かるくそえる程度に
内側に倒す

❸反対の足首を❷と同じ要領で、内側、外側に倒して観察します。

❹左右の足首、どちらかスムーズに動きづらい方の足首をまわします。

行う人は、自分の体が水にフワッと浮いているリラックスした状態で脚を伸ばします。このとき膝裏の筋肉も伸ばして、気持ちよくゆっくりまわします。もう一人は行う人の足首に手を添えて、本人が足首をまわす動きと呼吸に合わせます。

❺何回か繰り返します。その後、両足首ともに外まわしと内まわしをして、内側から体の中心に整っていくような動きが出てきたら、それに任せます。

○行う本人が、内側から整っていく感覚を育てることが大切です。もう一人も、自分の体の中心を取ってきちんと座り、行っている人の呼吸と内側からの動きに沿うことが大切です。無理に力を入れたりしないでください。

5…足の第3指と第4指の間を開く

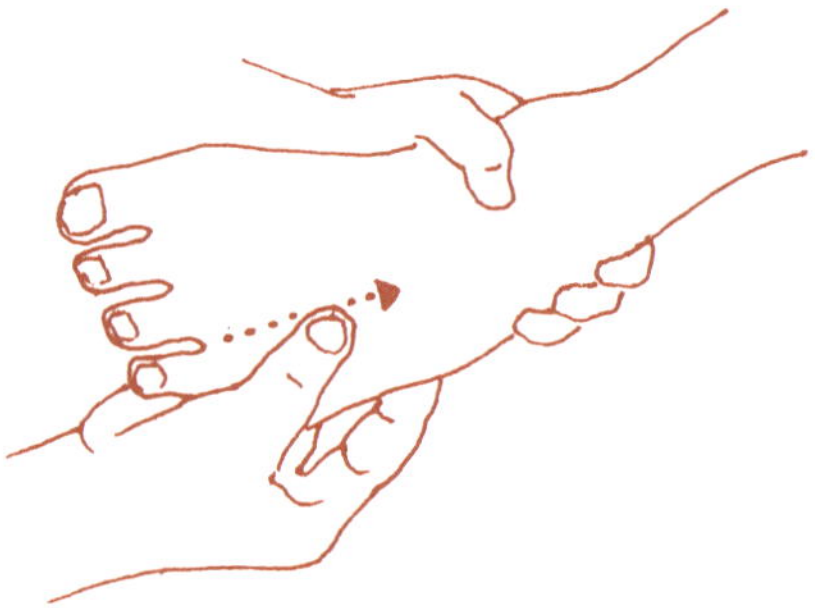

今、若い人たちは薄着の人が多くなっています。エアコンの普及で、梅雨から夏の終わりまで冷えた住環境の中で生活しています。梅雨時から夏の冷房の害、秋口の冷え、冬の冷えと、今や一年のほとんどが、体を冷やしている状態です。冷え性の女性がますます増えています。「冷えは万病のもと」。冷え対策をおろそかにすると、月経をはじめ、妊娠、出産といった人生の節目に大きく影響します。

足の甲と裏の両方、第3指（中指）と第4指（薬指）の間は腰の奥深くとつながっています。ここを開いてあげると、血液循環がよくなり、冷え性や便秘が改善します。とくに秋は一年の中で体質改善の絶好の機会です。朝晩に冷えを感じるころ、この実習法をていねいに行ってください。

二人の場合

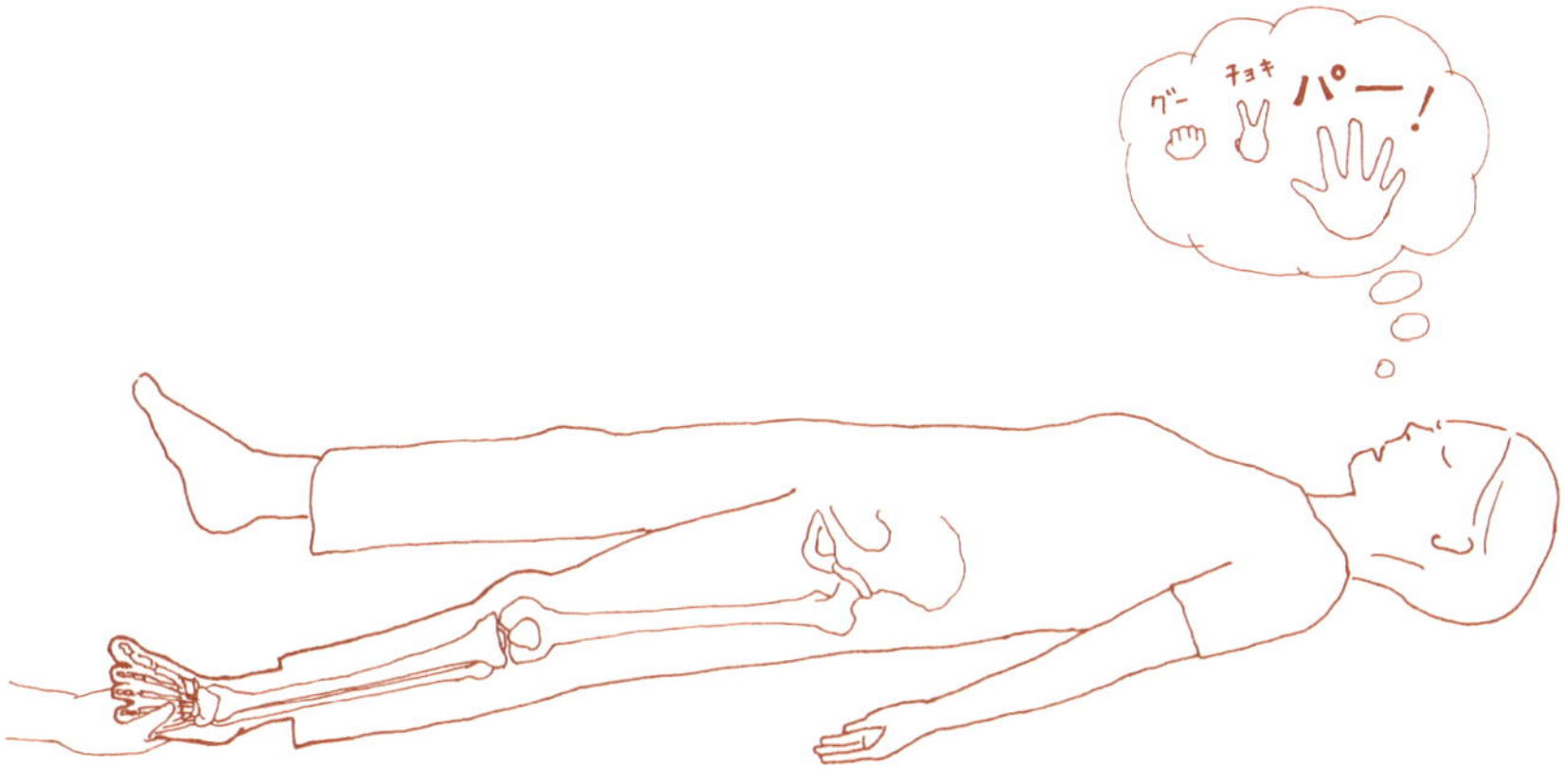

❶行う人は仰向けになり、両足の第3指と第4指の間を、指先から足の甲に向かって、開いていきます。左右どちらが開きづらいか、開きづらくてつまった感じかを確かめてください。同じように、足の裏側の第3指と第4指の間も確かめます。開きづらい方を開いていきます。

❷行う人は、開きづらい方の足首を伸ばして、足と腰がつながる位置を確かめ、自分の体が水にフワッと浮いてリラックスした状態になります。足と腰がつながる位置が決まったら、もう一人は行う人の第3指と第4指の間に触れて、意識が行くようにします。行う人は、指先から足の甲に向かって開いていきます。

❸もう一人は、足の甲の第3指と第4指のあたりに触れたまま、行う人は子どものころにのびのび遊んだように、「グー」「チョキ」「パー！」というタイミングで、足の甲まで開きます。すると膝の裏も伸びて腰まで開き、内側から動いてきます。腰の収縮が起きて、弾力がついてきます。

一人の場合

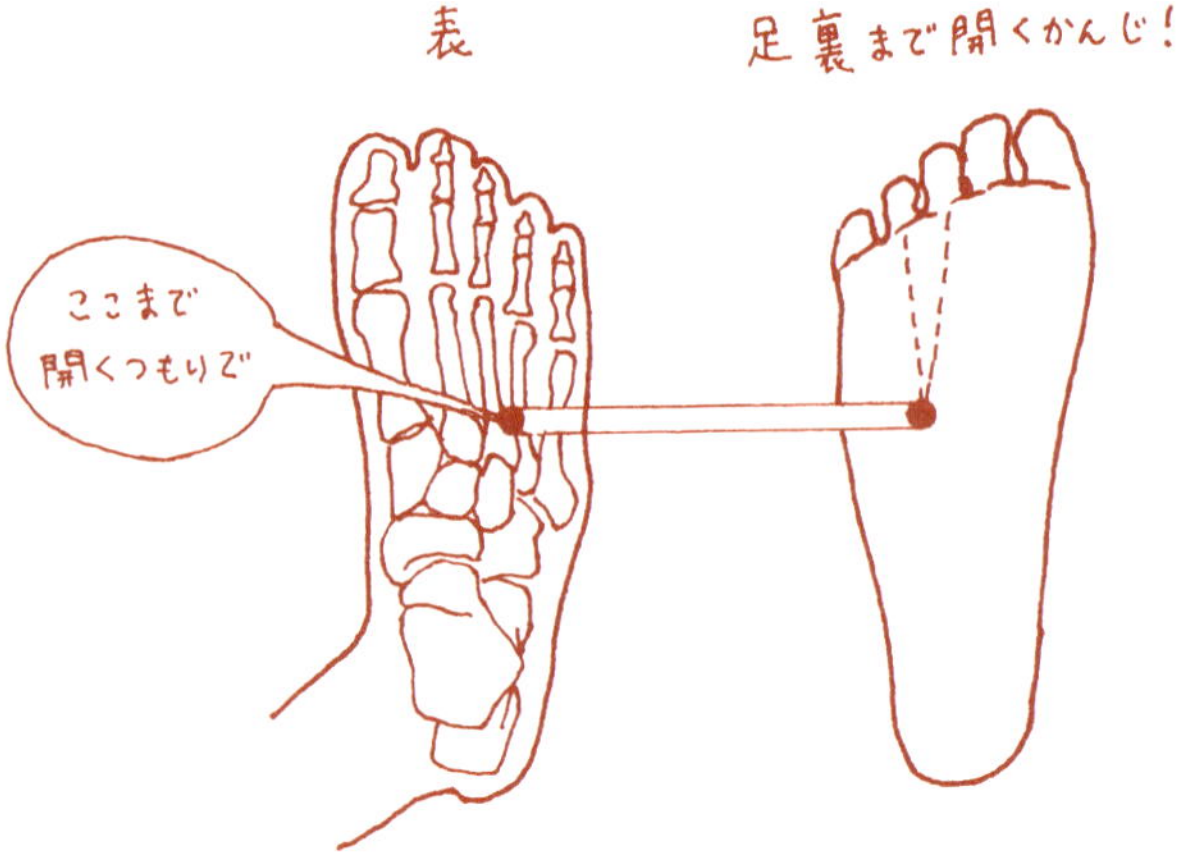

表
足裏まで開くかんじ！
ここまで
開くつもりで

❶自分の左右の足の第3指と第4指の間を指で触って観察し、硬くつまって開きづらい方はどちらか確かめます。

❷開きづらい方の第3指と第4指の間を開くように指で触れます。冷え性の人は痛みがありますが、気持ちよく開くように行ってください（決して力を入れたり、無理をしてはいけません）。二人の場合の❸の動きと同様に行います。自分で「グー」「チョキ」「パー！」と言いながらやるといいでしょう。

○指の間が開いて腰につながります。「グー」「チョキ」「パー！」というタイミングで、子どものころの伸びやかな身体感覚を思い出しましょう。
○仕上げに「足湯」（58ページ参照）を行うと効果的です。足湯をしながら「グー」「チョキ」「パー！」と言い、第3指と第4指の間を開くと、腰とつながり、ポカポカしてきます。

6：胸を開く

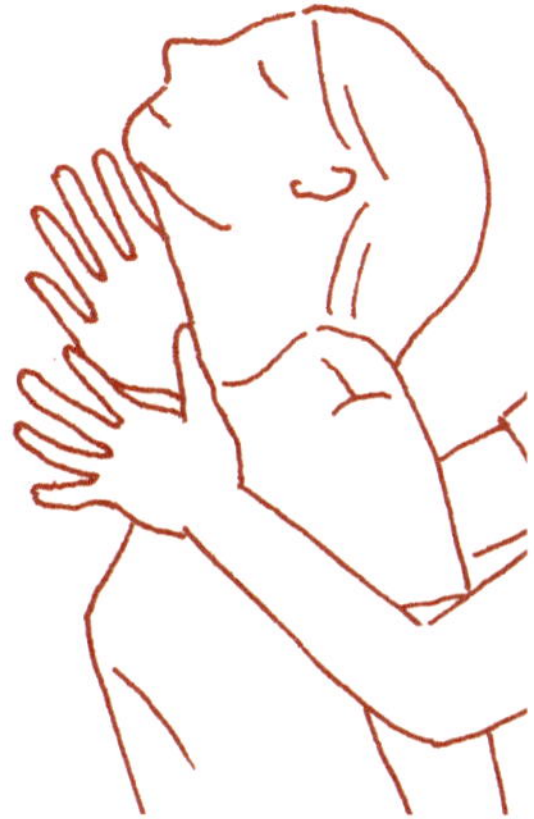

現代社会では、日々起きるさまざまな問題に潜在的な不安や恐怖を感じ、競争社会の中で硬く胸を閉ざし、浅い呼吸になっている人たちが増えています。

胸の奥には胸腺という大切な免疫系統に関係する働きをする場所があります。赤ちゃんのころはその胸腺がとても大きく、免疫が活発に働き、ウイルスやいろいろなものから体を守る仕組みになっています。赤ちゃんは無邪気に笑い周りを楽しませ、愛され、周りの気が集まり、満ちて育っていきます。それが大人になるにつれ、胸が閉じ、胸腺も硬く小さくなっていくといわれています。固く閉じた心と体では、免疫力も落ち、たくましい野性と愛を使って生きていくことが難しくなります。

気持ちよく胸を開き、たくさんの酸素を吸い、深く長い呼吸を心がけましょう。明るく愉快な心で愛を使っていきましょう。体は確実に免疫系統も含め健康な方向へ導かれていくようにできています。

二人の場合

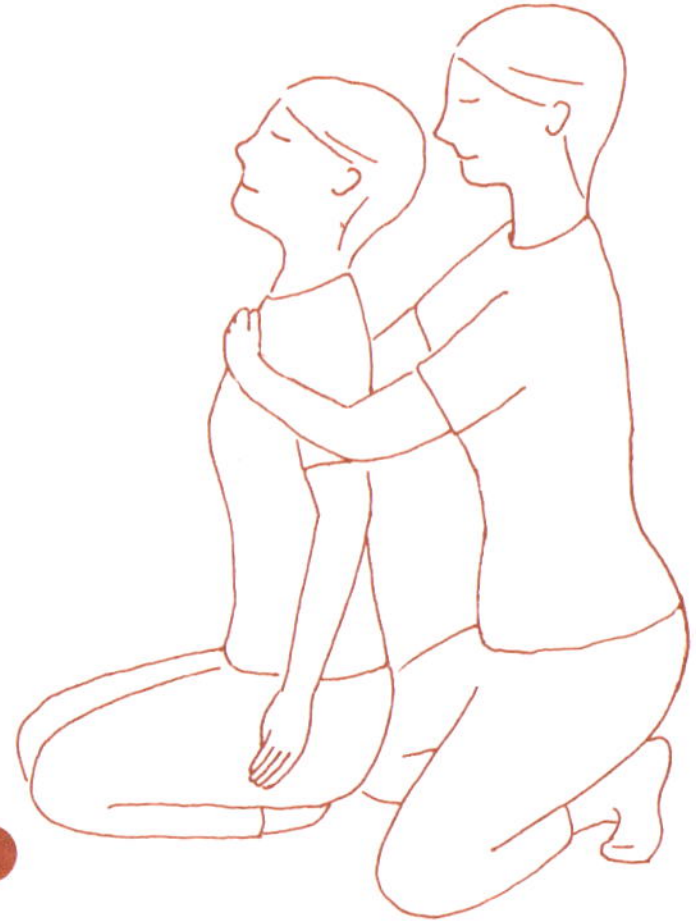

①

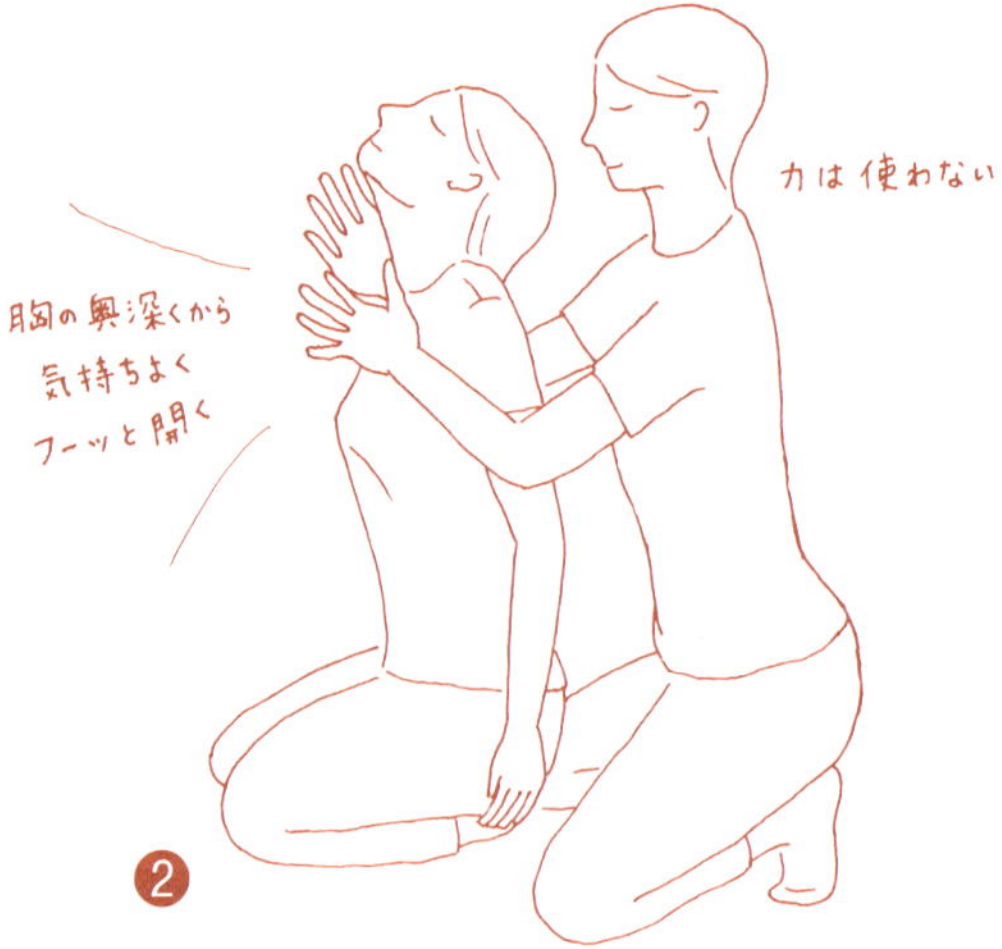
力は使わない
胸の奥深くから
気持ちよく
フーッと開く

②

❶行う人は正座をして、自分の体が水にフワッと浮いた感じで、リラックスした状態になります。もう一人は行う人の後ろに座り、両腕で本人の腕を包み込むようにして胸の前に掌《てのひら》を当てます。このとき、両方の指先が触れるか触れないかくらいの位置に置きます。

❷行う人は、フワーッと胸を開くようにして、自分の肩甲骨を後ろに寄せます。このとき首の力を抜き、自然に任せてアタマを後ろに倒します。後ろの人は力を入れずに、本人が自然に胸を開いていく感じに従います。何回かやってみます。

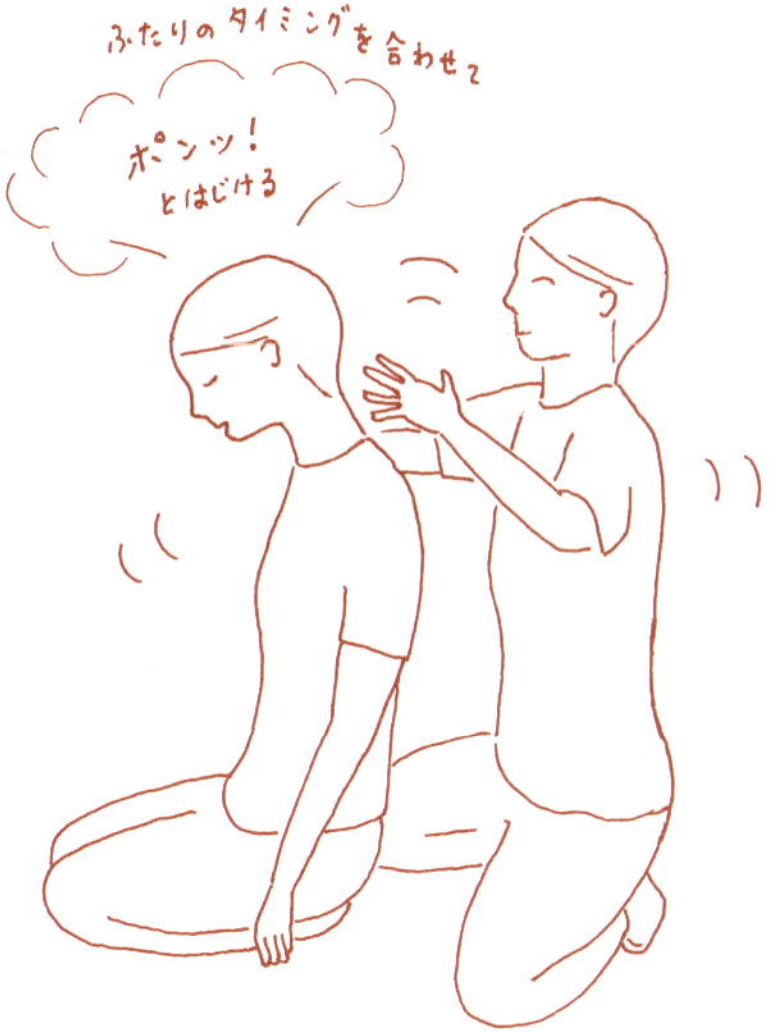
ふたりのタイミングを合わせて
ポンッ！
とはじける

④
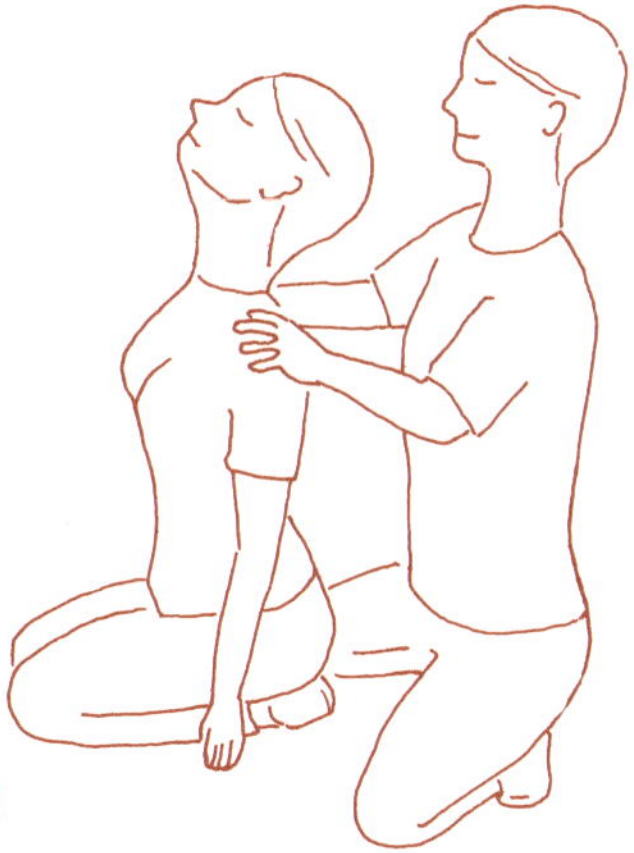

③
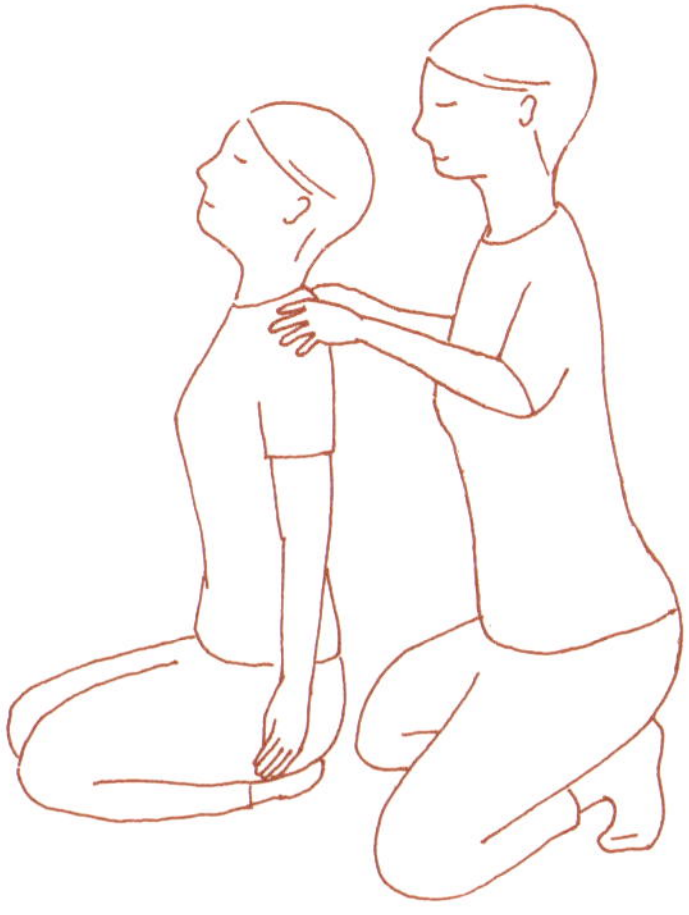

③後ろの人は、本人の肩甲骨にある、目の調整点（肩甲骨上部の中ほどにある穴）に親指を当て、他の4本指で肩に触れます。胸がフワーッと開いていき、肩甲骨が体の中心に向かって寄っていきます。このときに首に力を入れずに脱力してください。

④肩を寄せ終わったところで、後ろの人はポッと親指の力を抜きます。肩に置いた両手が離れます。そのとき行う人は、背骨の奥から胸を開く動きのもとが、ポンッと中から跳ね返ってくるような感覚になります。その感じのまま首と肩を脱力させて、しばらく静かに座ります。

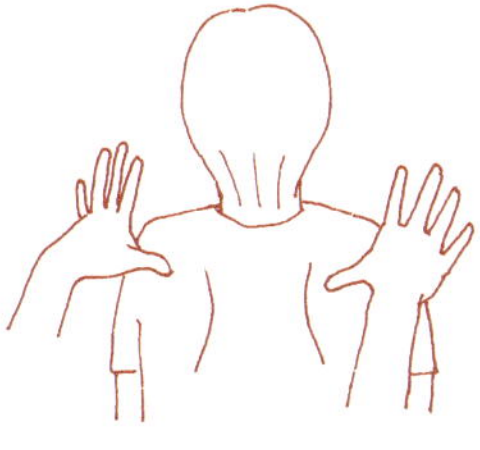

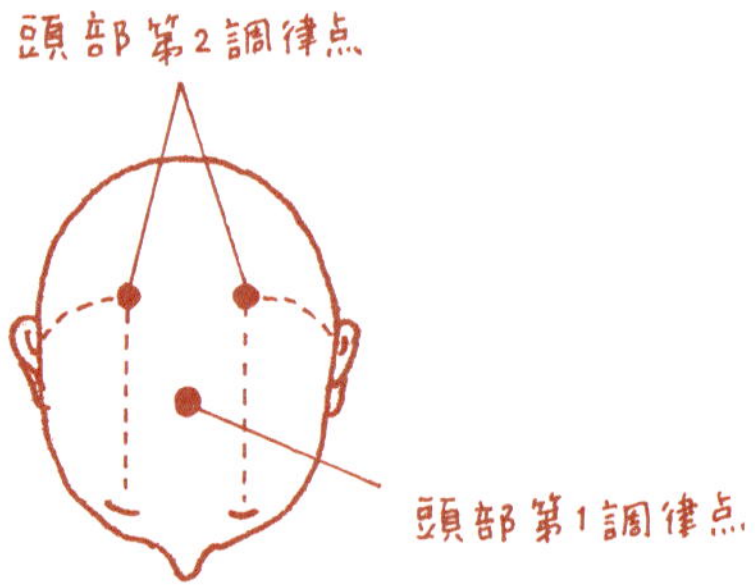

頭部第2調律点
頭部第1調律点

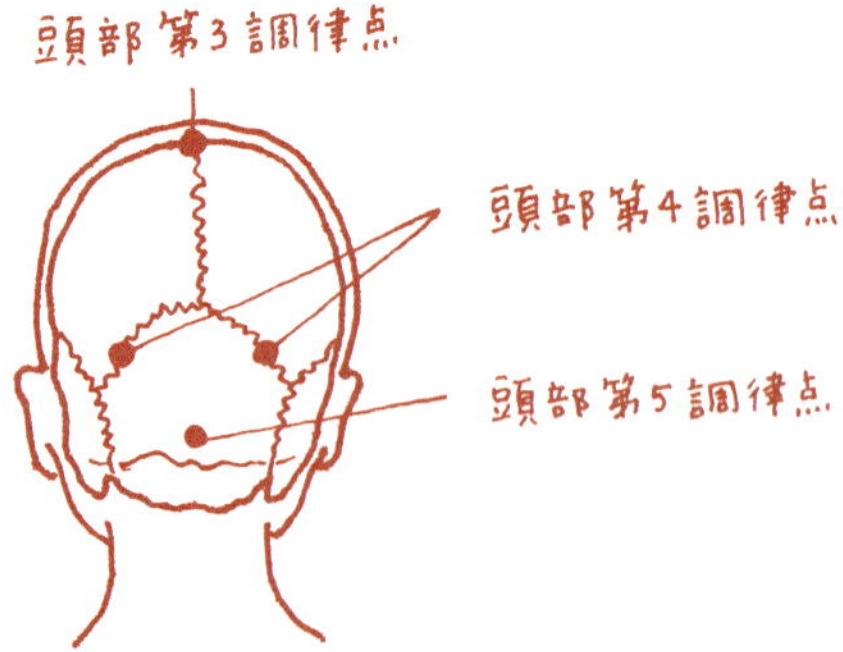

頭部第3調律点
頭部第4調律点
頭部第5調律点

7…頭部の手当て

現代人は、自然の秩序から離れた複雑な社会の中で、パソコンを多用し、ストレスにさらされ、アタマがゆるみづらくなっています。私たちの頭蓋骨には縫合部（＝頭蓋骨の合わせ目）があり、その部分は呼吸とともに息づいて、ゆるんだり締まったりしています。アタマの使いすぎは、頭蓋骨の縫合部の息づかいだけでなく、体全体の呼吸に影響しています。この縫合部が硬くなってゆるまなくなると、神経系が緊張状態になり、体にも精神にも影響が出ます。

整体では、頭部に第一〜第五の、５つの「頭部の調律点」があります。頭部の手当てを行うと、一息ずつ深い呼吸になり、頭蓋骨の縫合部が息づいてきてゆるみ、開く感じがあります。縫合部は天の気と交流して息づいています。日々の生活の中でアタマの緊張を芯までゆるめることを心がけることで、新鮮なさわやかな感覚になります。

一人の場合

❶正座か椅子に座った姿勢で、「合掌行気《がっしょうぎょうぎ》」をして気を整えます。「合掌行気」はお祈りするように、胸の前で左右の掌を軽く合わせ合掌し、指先から掌へとゆっくり息を吸い、ゆっくり吐きます。しばらく無の中で呼吸を続けて、集中します。

❷合掌したときの静かな気持ちのまま、自分のアタマを触り、どこが出っ張っているか、へこんでいるか、どこが硬いか、やわらかいか、違和感があるかを確かめます。

❸出っ張っているところ、硬いところ、変にやわらかいところ、違和感のあるところに、手を当てます。無の中でゆっくり呼吸をします。呼吸に集中して、何回も静かに呼吸しながら、深まって奥に触れていくと、縫合部が息づき始め、整ってきます。

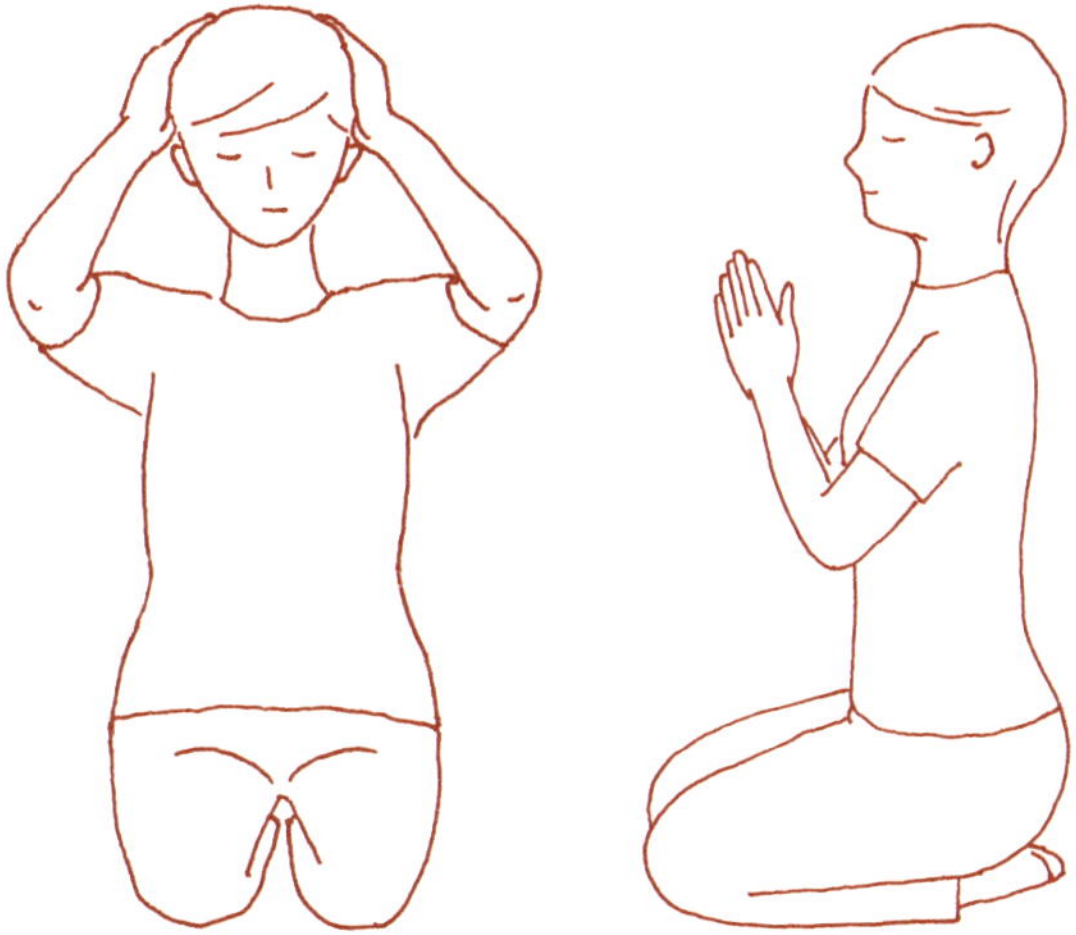

○合掌行気をしていると、体の中心を感じるようになります。体の中心から手を当てていると、気を集中します。手当てしているところが息づいてくるのが感じられます。自分の中心が天とつながるような長い呼吸を心がけます。

○仰向けになった姿勢でもできます。

人に手当する場合

❶二人で前後に座り、「合掌行気」で気を整えてから行います。相手の頭を触り、出っ張っているところ、引っ込んでいるところがあるか、硬いところ、やわらかいところ、変わった感じのするところがあるかどうか、などを確かめます。

❷一人の場合の❶〜❸と同様に行います。

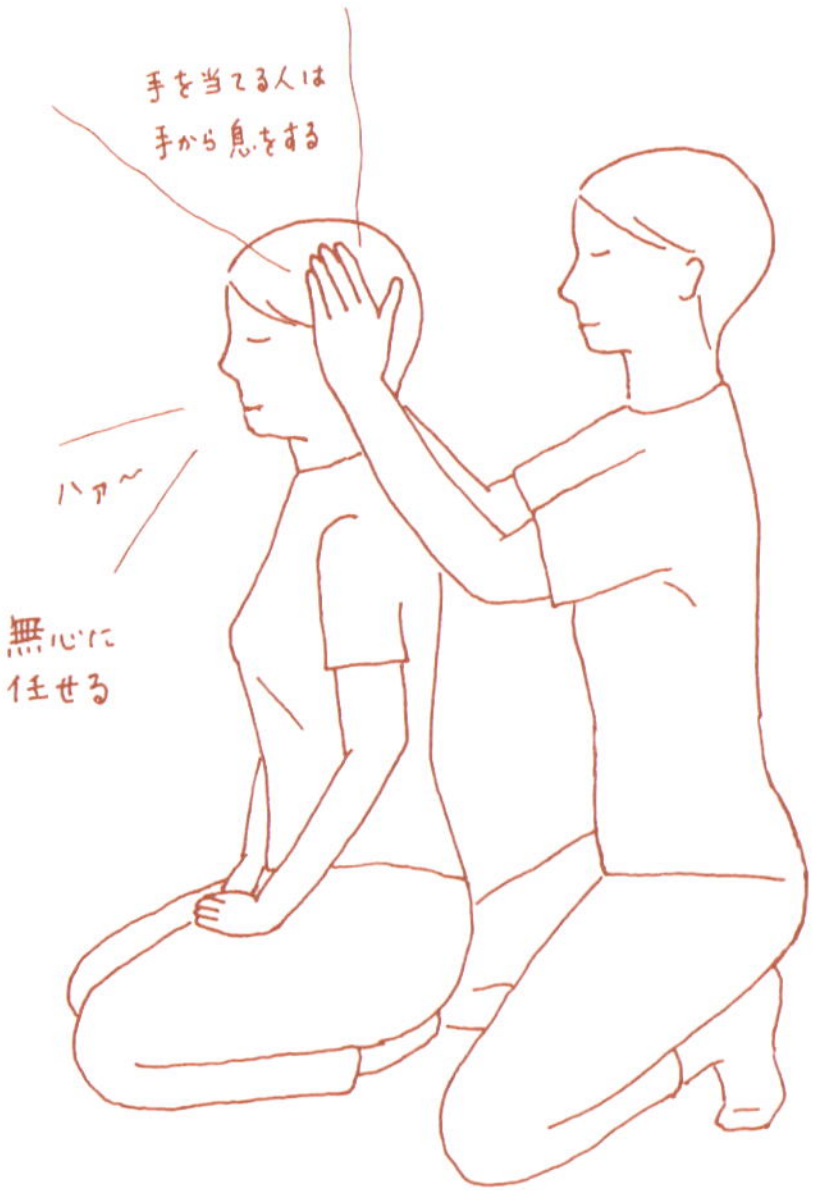

手を当てる人は
手から息をする
ハァ〜
無心に
任せる

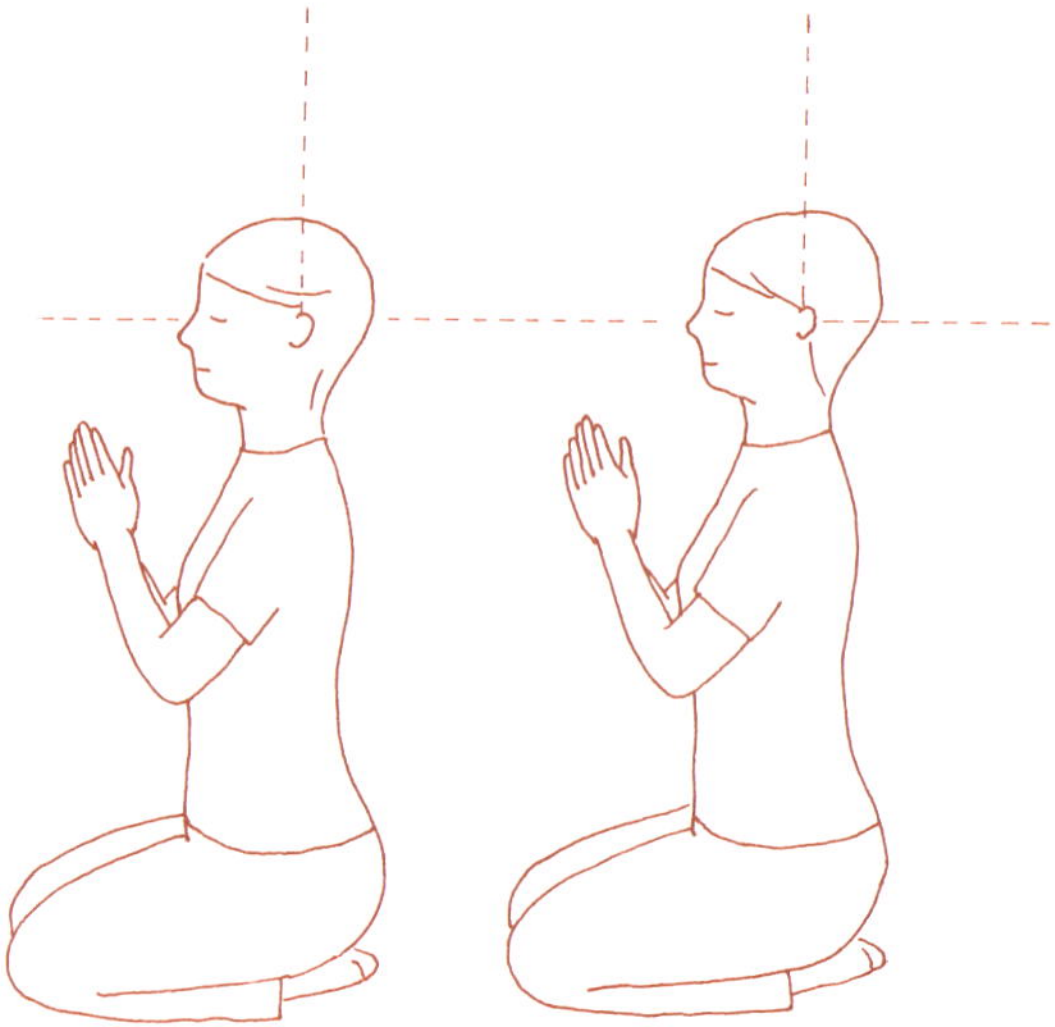

○手を当てる人は自分の体の中心から、相手の体の中心に向かって息をします。呼吸に集中していきます。

8…腰部活点を整える

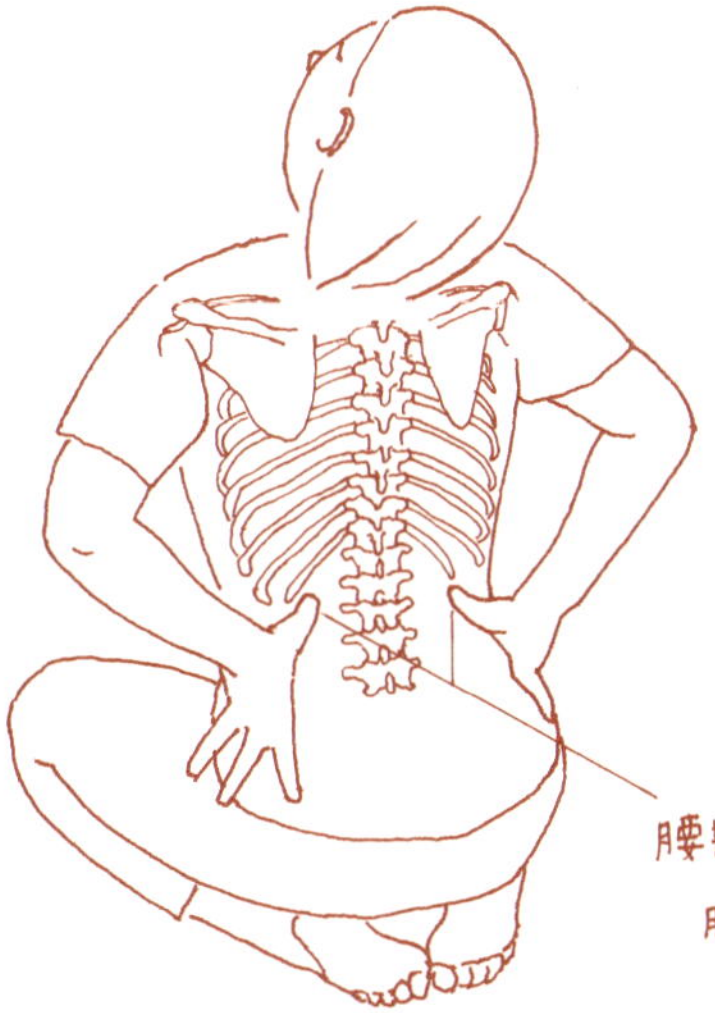

整体では、腰に「腰部活点」というところがあります。肋骨下端のすぐ下にある「腰部活点」は、内臓の働きや感情に直結する神経とつながっています。「腰部活点」に手を触れて、ゆるんで整ってきますと、腰椎一番と二番、胸椎一一番と一二番を中心につながっている肋骨が動き始めます。

すると呼吸が深くなり、お腹が動いて胃や腸の動きが活発になってきます。おへそから上の部分が気持ちよく動き整ってきますと、下腹の丹田《たんでん》での呼吸が深く入りやすくなってきます。すっきりとしたやわらかいお腹になると、排泄も順調になります。

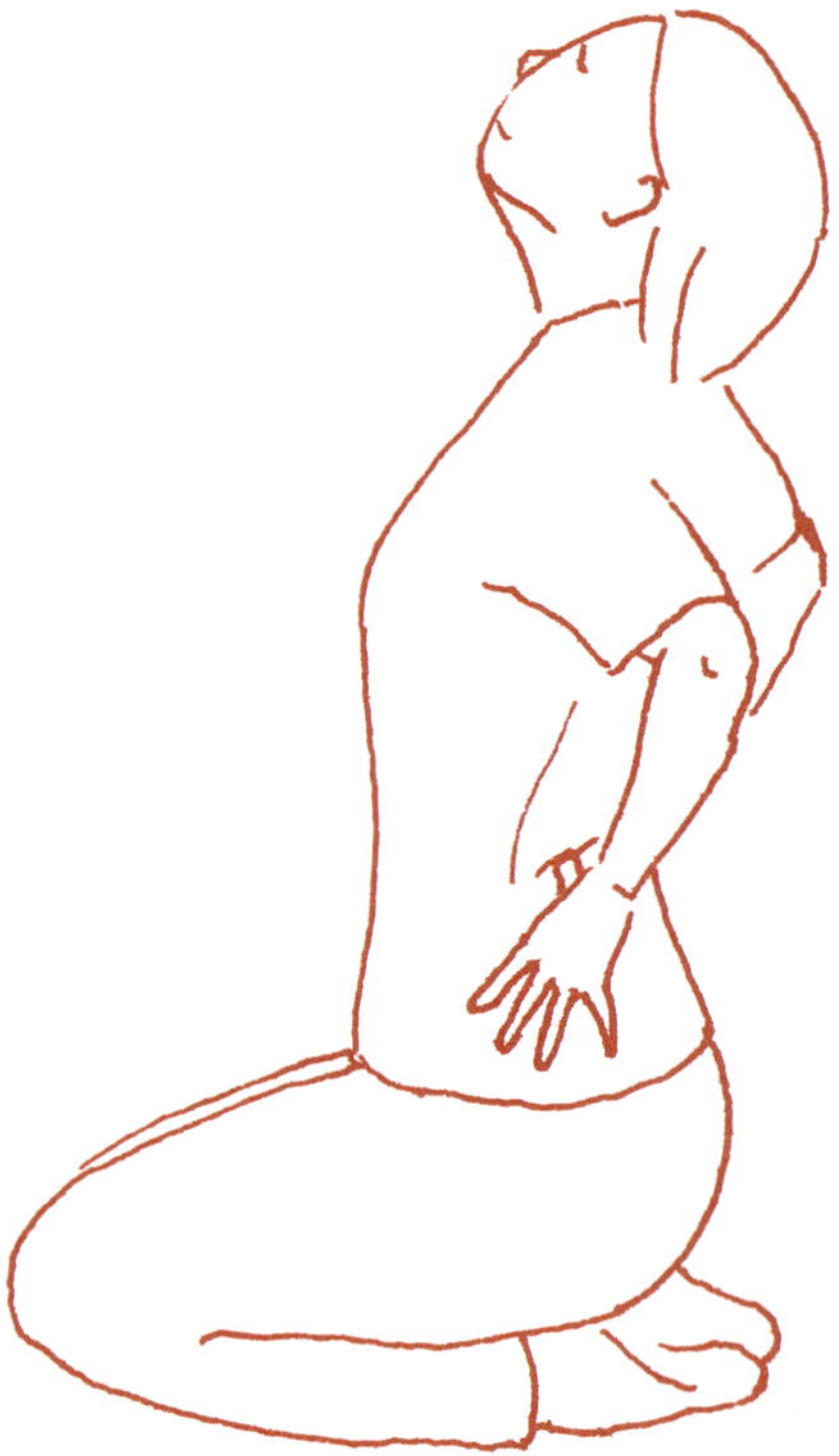

❶正座か椅子に座った姿勢で、自分の体が水に浮かんでいる感じになります。両手を後ろにまわして、腰部活点に親指を置き、両掌を「ハ」の字形に置きます（47ページ参照）。
❷親指を腰部活点に当て、一呼吸一呼吸、奥に触れていきます。硬いところがあっても、力を入れずに呼吸に沿って、集中して静かに触れます。

9…丹田呼吸法

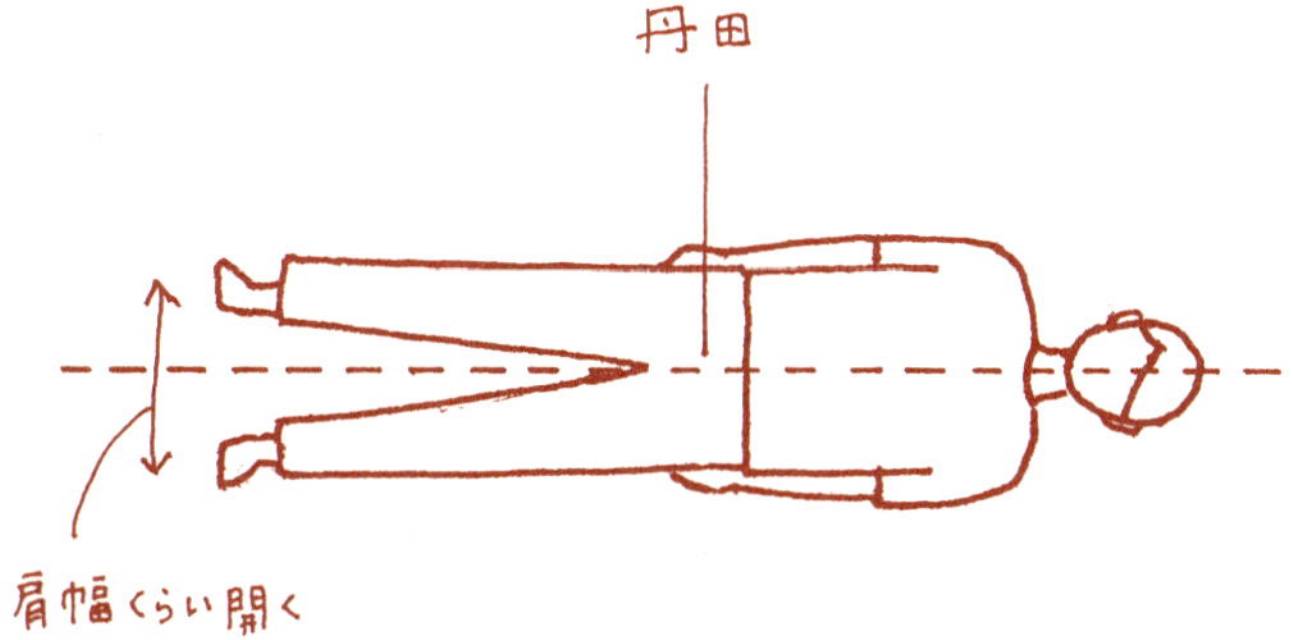

長く深い呼吸は心身が健康な状態です。浅く短い呼吸は身心がアンバランスになります。息が浅くては、物の考え方も浅くなり、不安や焦りで行動も落ち着かないものになります。ふだんの呼吸は「深く長く」を心がけましょう。「下腹にある丹田（＝おへそから3センチメートルほど下、お腹の奥）でゆったり呼吸をする、その息が背骨を通じて全身に広がる、充実した呼吸」。これが健康な体です。

丹田呼吸法を続けていますと、日常生活の中でも息が長くなり、自然に下腹に落ち着き、お腹で気持ちよく長い呼吸ができるようになります。腰やお腹が充実して、身心ともに健やかになります。呼吸器の働きも活性化し、体中に酸素が行き渡ります。

正座と仰向け、両方の姿勢で体験してみましょう。椅子に座った姿勢でもできます。

座った姿勢

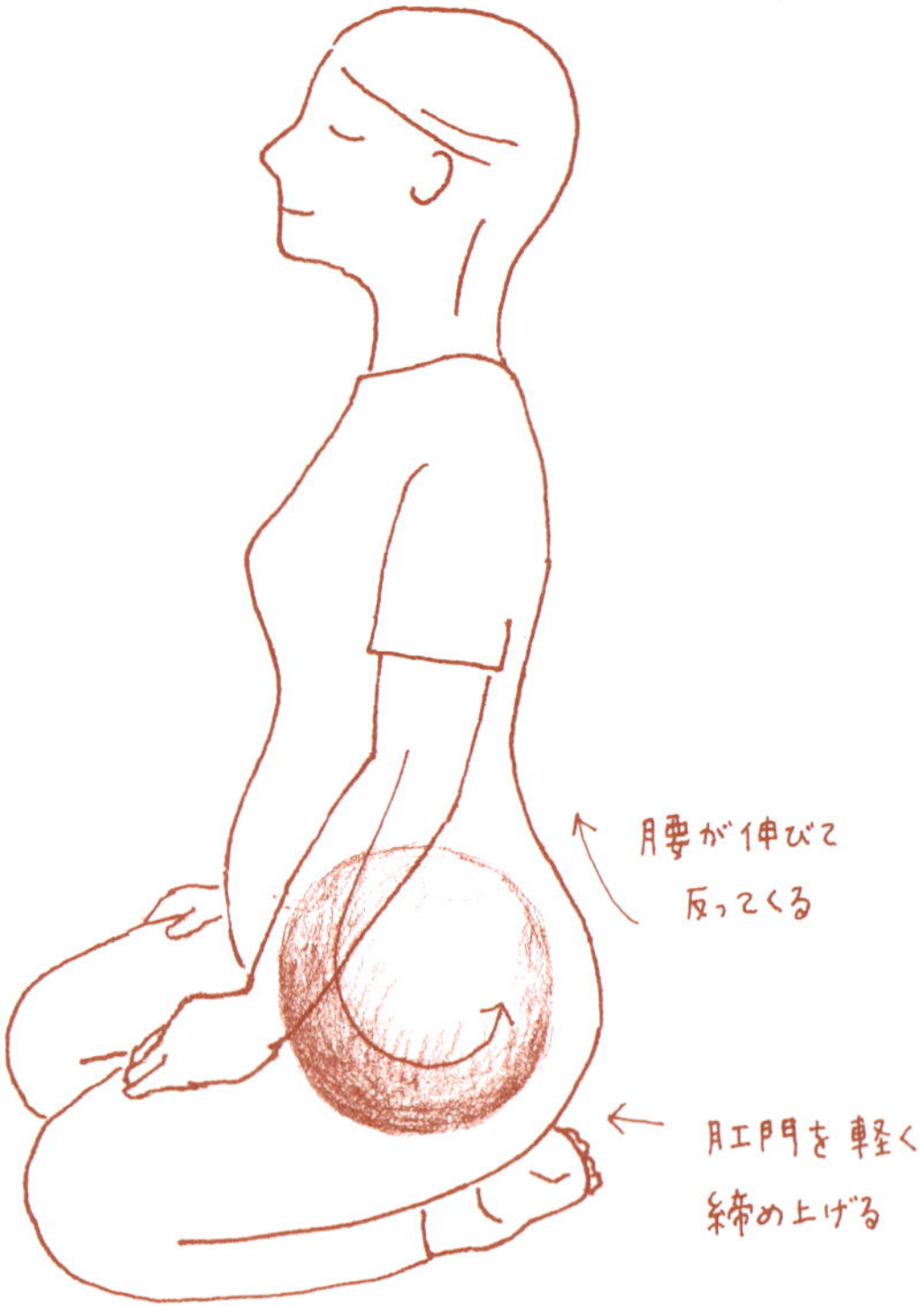
腰が伸びて
反ってくる
肛門を軽く
締め上げる

❶きちんと座って数回呼吸して息を整えます。肺のすみずみまで息が行き渡るようにたくさん吸い込みます。
❷肺にたまった息を下腹の丹田（＝おへそから3センチメートルほど下、お腹の奥）に入れます。息をためると、お腹から腰までふくらみます。息が充実したところで同時に鼻から息を少し出し、肛門を軽く締めます。腰が伸びて反

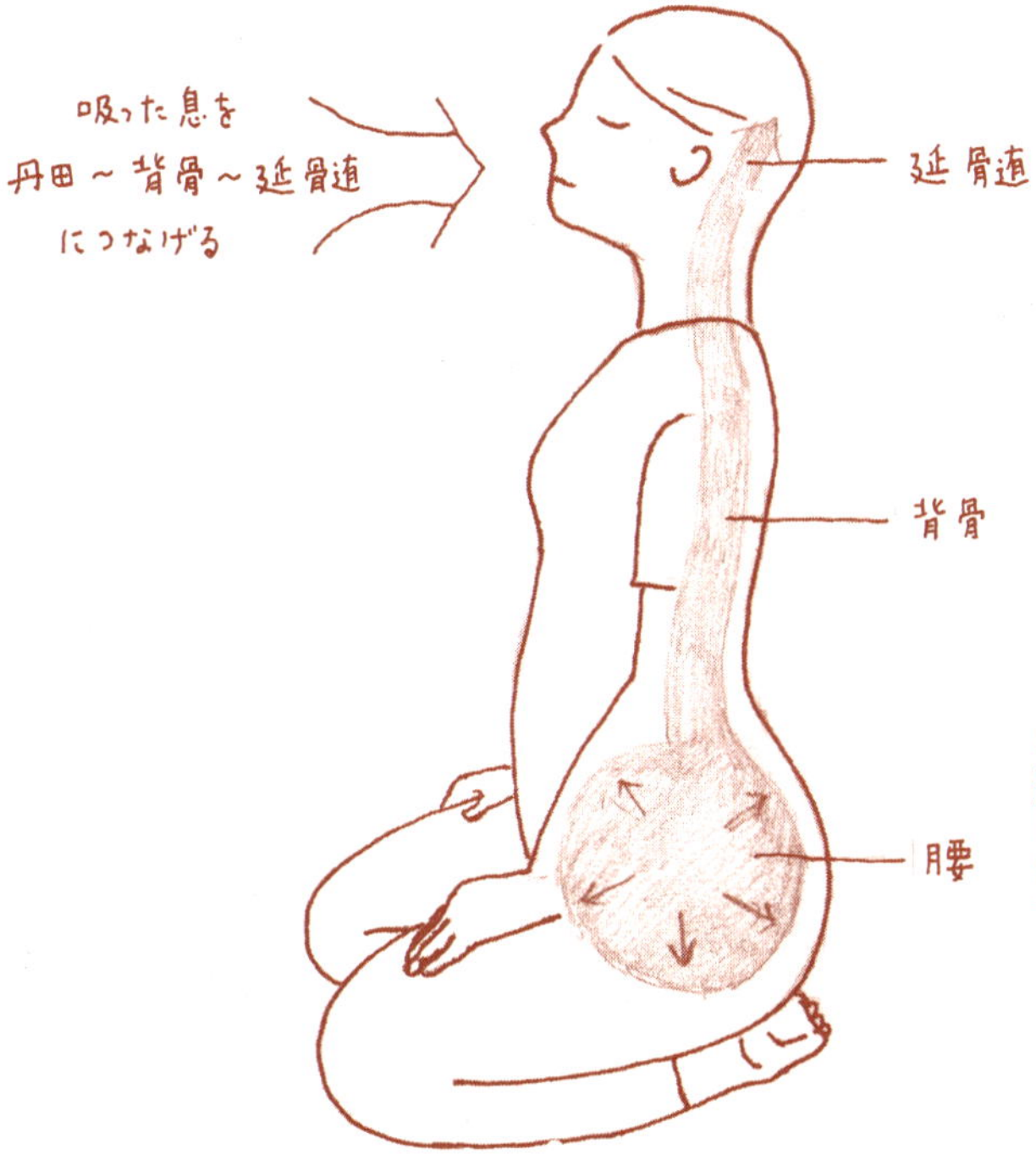
吸った息を
丹田～背骨～延髄
につなげる
延髄
背骨
腰

○肺に息が入りづらく、みぞおちがつかえた人は、一息ひといき少しずつ、無理せずに息を吸ってください。
○緊張して行わないでください。水に浮いた感じでリラックスして行ってください。

ります。
❸息を吐いてお腹をへこませていきます。すると腰の内側に響き、丹田に気が集まります。
❹吐き終わったら、ゆっくり腰の内側から背骨に沿って息を吸っていき、アタマの中の延髄まで息が行き渡るように吸います。頭が自然に上向きになります。
❺吸い終わったら、自然に息を吐き、何回か深い呼吸で息を整えます。
❻❶～❺を１セットとして、何度か繰り返します。

仰向けの姿勢

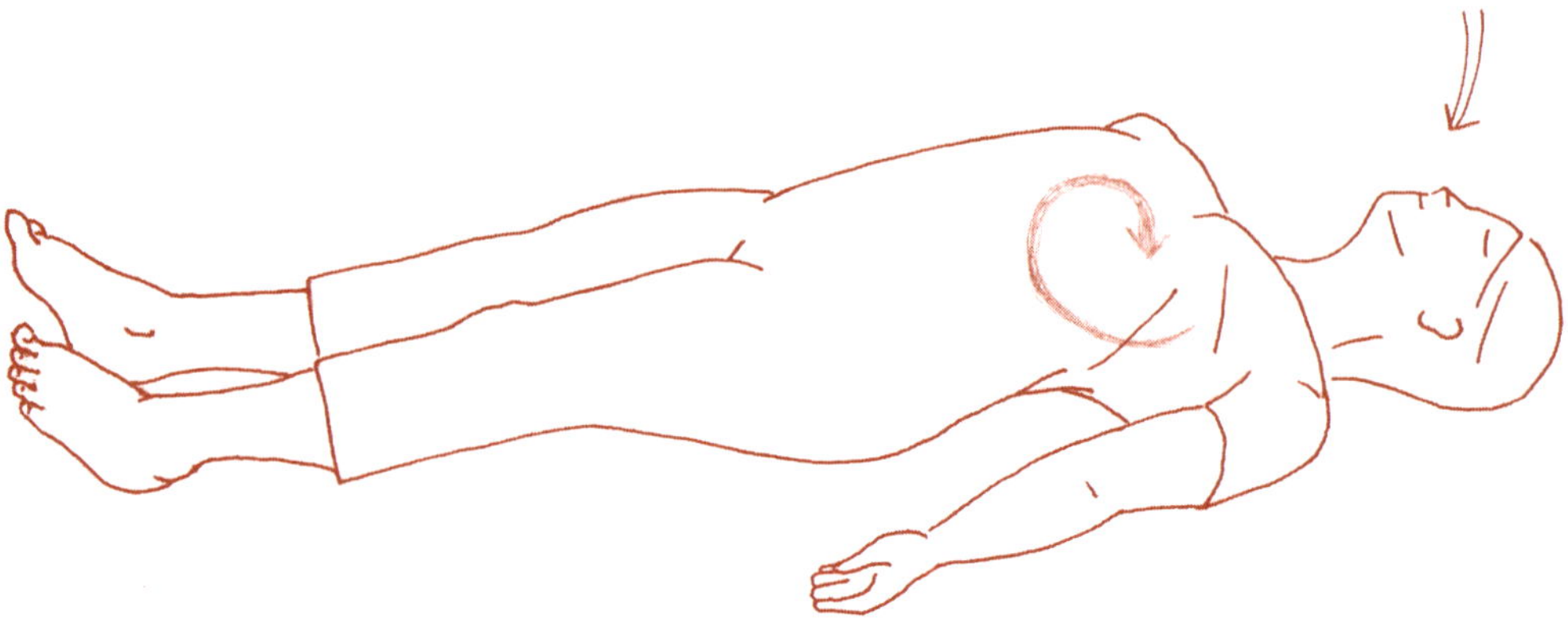

❶仰向けになり、体を真っ直ぐにします。ゆっくり数回呼吸をして息を整えます。肺のすみずみまで息が行き渡るようにたくさん吸い込みます。

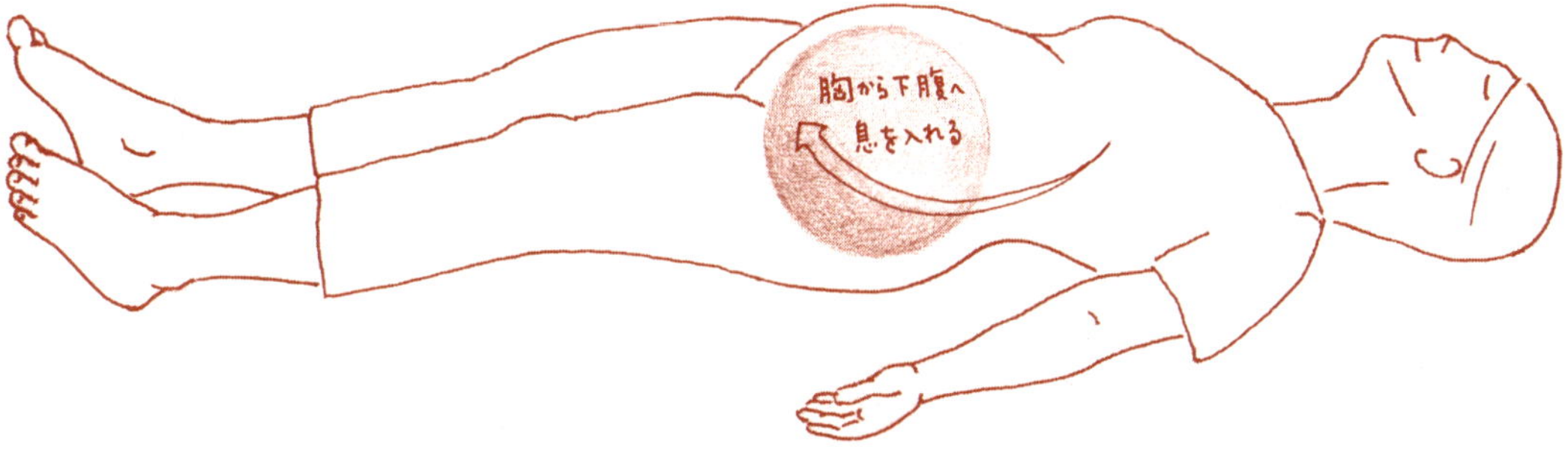

❷肺にたまった息を下腹の丹田（＝おへそから3センチメートルほど下、お腹の奥）に入れます。息をためると、お腹から腰までふくらみます。息が充実したところで同時に鼻から息を少し出し、肛門を軽く締めます。腰が伸びて反ります。

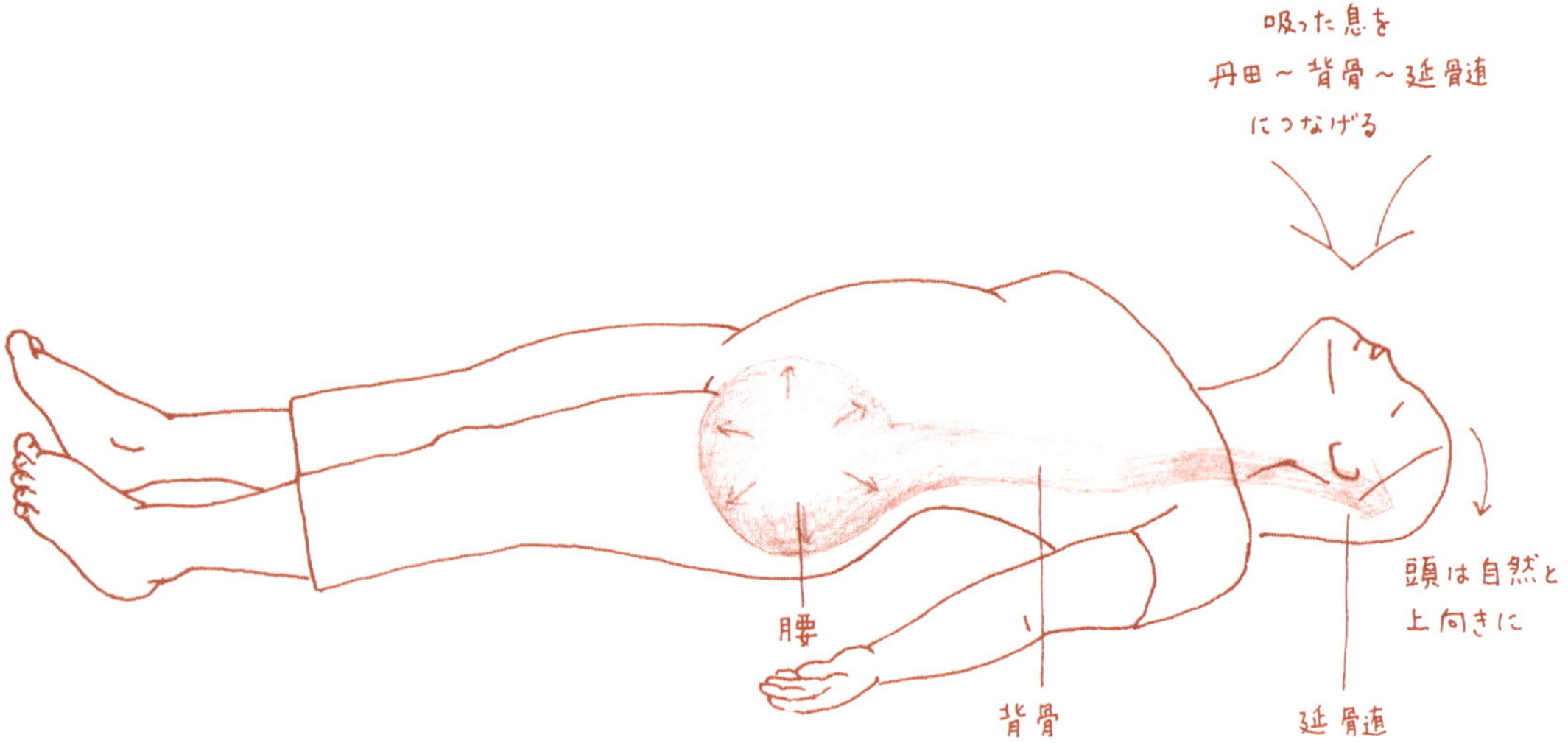
吸った息を
丹田～背骨～延髄
につなげる
頭は自然と
上向きに
腰
背骨
延髄

❸息を吐いてお腹をへこませていきます。すると腰の内側に響き、丹田に気が集まります。

❹吐き終わったら、ゆっくり腰の内側から背骨に沿って息を吸っていき、アタマの中の延髄まで息が行き渡るように吸います。頭が自然に上向きになります。

❺吸い終わったら、自然に息を吐き、何回か深い呼吸で息を整えます。

❻❶～❺を1セットとして、何度か繰り返します。

○肺に息が入りづらく、みぞおちがつかえた人は、一息ひといき少しずつ、無理せずに息を吸ってください。

○緊張して行わないでください。水に浮いた感じでリラックスして行ってください。

後頭部の温シップ

パソコンや携帯メールなど、目やアタマ、神経を使いすぎている人が増えています。そのような人は、アタマや首、肩の緊張が日常化し、そのため自律神経系のバランスが崩れて、体がゆるみにくい傾向にあります。すると体の不調がいろいろなところに出るようになります。後頭部を温め、緊張をゆるめることが大切です。

温シップをしやすいソファに座る、あるいは仰向けでもできます（ソファや枕が湿らないように、ビニールを敷くといいです）。熱いタオルは、乾いたタオルで包んで使うと冷めにくく、温かさが長く保ちます。

注意
温シップは、高血圧の人、眼圧が高めの人は、注意して行ってください。

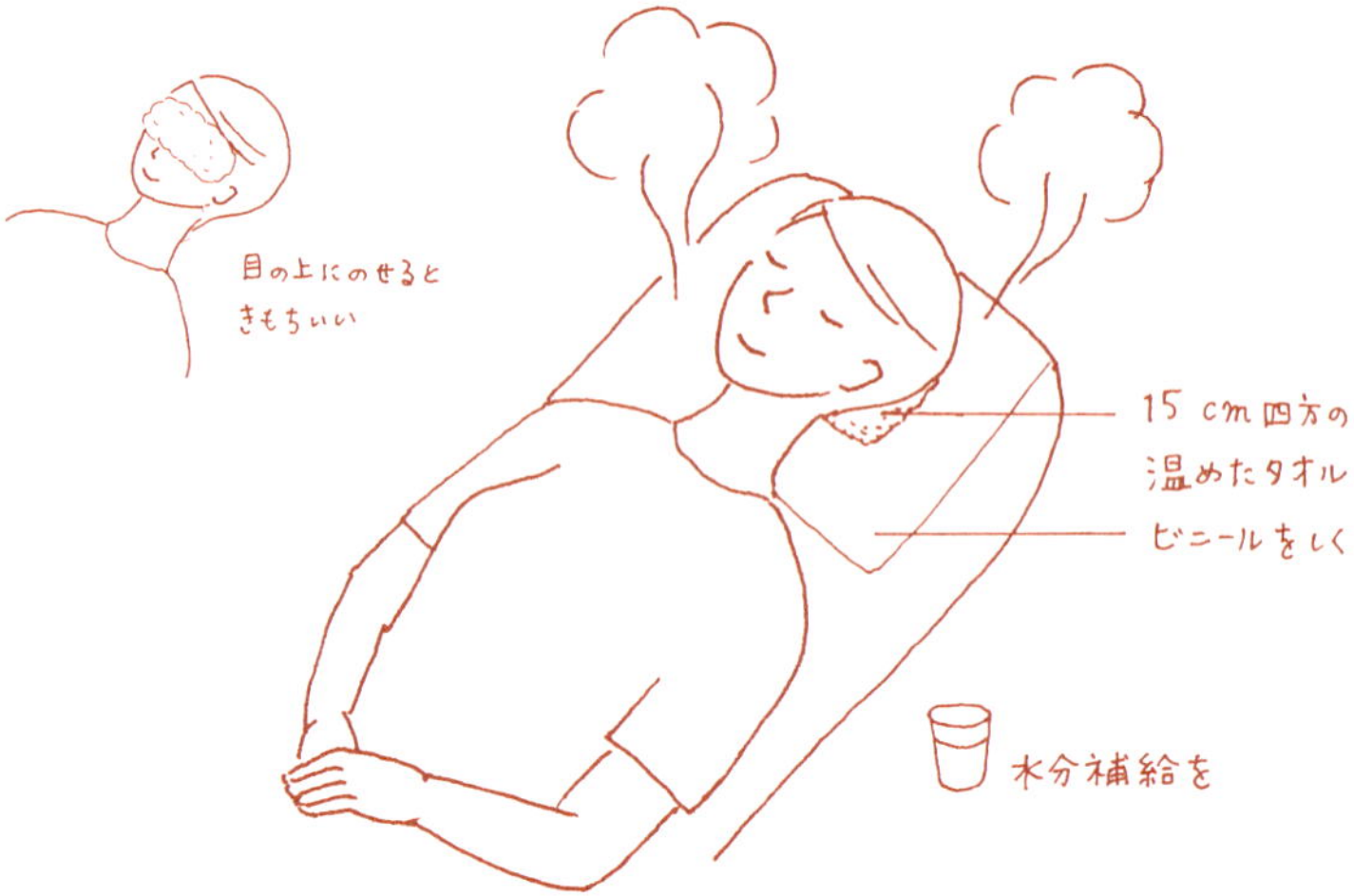
目の上にのせると
きもちいい
15cm四方の
温めたタオル
ビニールをしく
水分補給を

❶タオルを湯沸かし器のお湯などに浸して温め、絞って水気を取ります。タオルはたたんで15センチメートル四方くらいにします。少し熱さを感じるくらいの気持ちいい熱さが目安です。それを後頭部に当てます。アゴや首はぽかーんとリラックスさせた状態にして、アタマの芯まで温かさが染み込む感じがしたら、後頭部がゆるみ活性化してきます。

❷しばらくしてタオルが冷めてきたら、再び温め直して当てます。首すじや背中がゆるみポカポカしてきます。汗が出ることもあります。

❸出た汗は乾いたタオルでよくふき取って、冷やさないことが大切です。その後水が飲みたくなったら水分補給をしてください。

★目の温シップ

温めたタオルを直接、目に当てる目の温シップも、目を使いすぎている人にとても有効です。目の使いすぎから来る神経への影響は大きいので、目の温シップで、アタマの芯から神経系統までゆるめることが大切です。

○目やアタマの疲労時だけでなく、アタマが重いときや風邪のときにも行います。あくびが出て、涙が出てくる場合が多くあります。

○水はミネラルウォーター、木炭・竹炭で塩素を除いたものなどよい水を飲みましょう。

冷え対策に、足湯・脚湯・腰湯

冷えの対策は、女性のセルフケアの「基本中の基本」です。昔のおばあちゃんの知恵に「女性は冷やさないこと」とあります。これは、月経や出産、更年期までもふくめ、冷えは女性の一生にとても影響してくるためです。現代では、梅雨時や夏の冷房による冷え、秋から冬の季節的な冷え、そしてファッションである薄着による冷えと、女性の体を冷やす原因が増えています。自分の冷えの状態によって、足湯や脚湯、腰湯を使い分けて整えましょう。

お湯につかっているときは、テレビを見る、本を読むなどほかのことはしません。温かさが腰まで来たか、お腹がポカポカしてきたかなど体の変化を観察して自分の体感を育ててください。自分の足や体に、「ありがとう」と感謝して、体へのいたわりを忘れないようにしましょう。

足湯《そくとう》

冷えを改善したい人、冷え性の自覚のある人は、日ごろから足湯を心がけてください。足湯をすると、アタマがホッとして、全身がつながっていく感じが味わえます。また風邪のときは一日に何度か足湯すると、風邪がスムーズに経過しやすくなります。

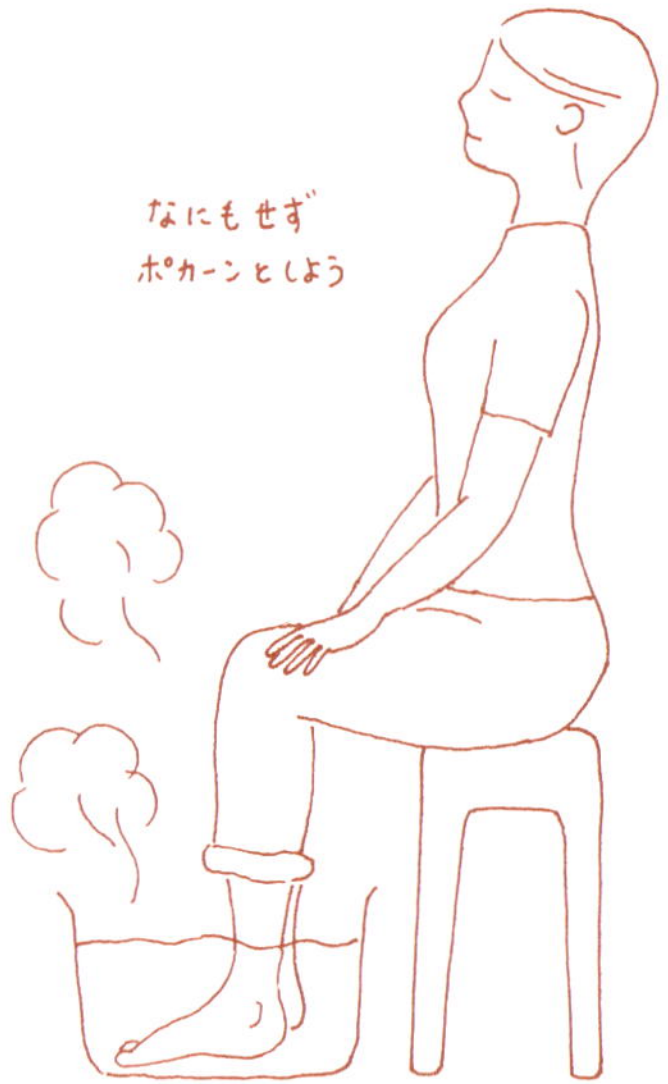

❶両足が入る大きさの洗い桶やたらいなどの容器を用意します。容器に自分の入浴温度より2度高い温度のお湯を入れます。始め「ちょっと熱いかな」と感じるくらいの温度です。お湯の深さは、両足のくるぶしが、ちょうどお湯につかるくらいに。途中、差し湯ができるように、お湯を入れたポット、やかんを用意します。

❷椅子に座るなど楽な姿勢で両足をお湯に入れます。足が温まり、膝→腰→背骨までポカポカ温まるまで行います。10～15分くらいが目安です（現代人は冷えの具合に個人差があるので、自分の体感を大事にしてください）。ぬるくなったら、差し湯をして温度を調整し、足湯を続けます。

○足湯に適した温度は、住んでいる地域（低地か山間部かなど）によって違います。気持ちいいと感じるお風呂の温度を測って、その温度プラス2度を目安にするといいでしょう。

○人により足から背骨まで温まる時間は異なります。

○足湯をしながら、「足の第3指と第4指の間を開く」（38ページ参照）を行うとさらに効果的です。

脚湯 きゃくとう

足だけでなくお腹まで冷えてしまったとき、寒冷地などで冷えの厳しい場合は、より深いところまで体を温める脚湯をおすすめします。

❶膝がお湯につかるくらいの深さまで、浴槽にお湯を入れます。お湯の温度は、入浴温度より2度高くしてください。

❷膝の上まで脚をお湯につけて、脚→腰→背骨が温まり、上半身、首やアタマから汗が出てくるまで温めます。脚湯の時間は人や場所によりちがいますが、15～20分を目安に行います。

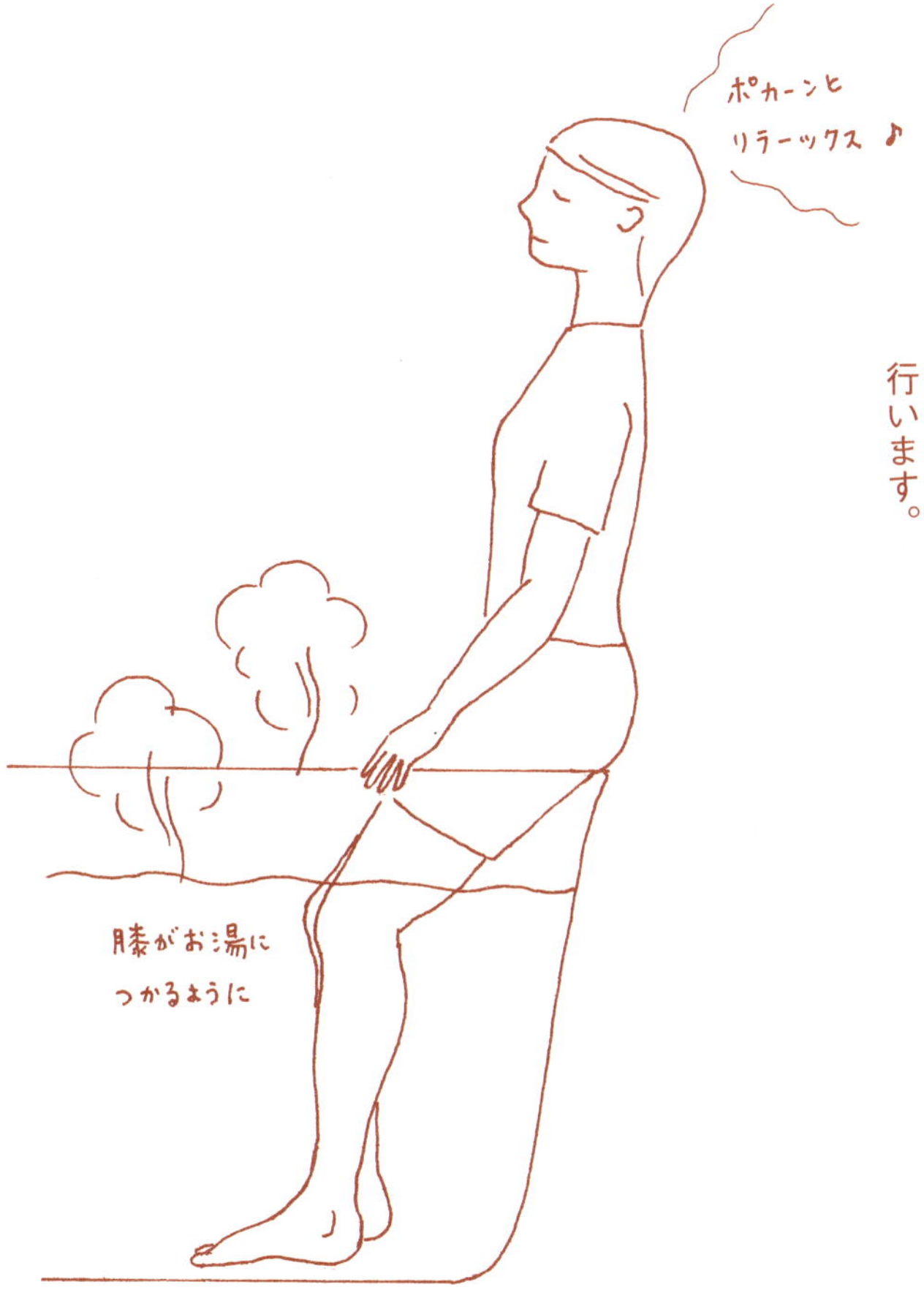
ポカーンと
リラーックス♪
膝がお湯に
つかるように

腰湯《こしゆ》

お腹や腰まで冷えたときは腰湯で体の芯まで温めましょう。骨盤が硬くて動きの悪い人は、足首も硬くて動きづらくなっています。腰湯をしてゆるんでくると、硬い骨盤も動きやすくなります。腰湯しながら足首をまわすとより効果的です。骨盤の可動性がよくなると、よい影響があります。

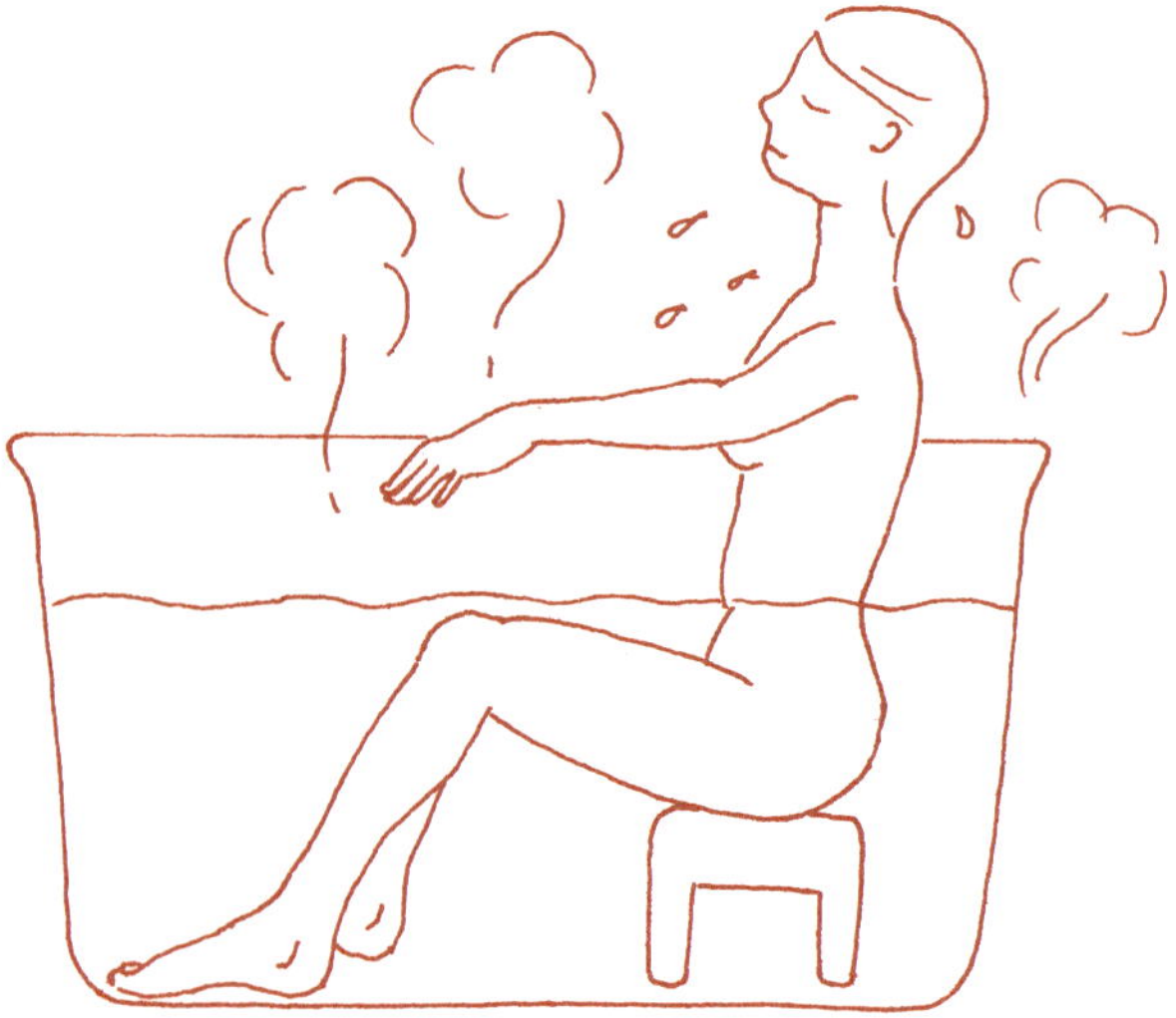

❶おへその少し上までつかるくらいに、浴槽にお湯を張ります。入浴温度より2度高い温度に。
❷お風呂用の小型の腰かけなどに座ってお湯につかります。上半身から汗が出て、体の芯が温まるまで入ります。腰湯の時間は、人や場所によってちがってきますが、15〜20分が目安になります。

column

コラム　わたしの体験①

自然治癒力を信じて、薬に頼らない生き方

角田チヅさん（アルコール依存症患者回復支援施設勤務・五六歳）

一一年前、野村奈央先生が主宰する「整体ライフスクール」に出合っていなかったら、「元気で生き生きしている」と言われるようになった、今の私はなかったでしょう。

年をとるのがいやだという人が多いようですが、私は年々、心身が元気になり、体力もついてきていますので、年をとるのが楽しみになっています。

スクールに参加した当初は、五人の子育てとそれまでの人生で、心身ともに疲れ果てていました。出産後の無理もあって、スクールでは、長い時間座っているのがつらくて、途中から横にならないといられない状態でした。ところが、季節ごとの自然に沿った体の変化を観察し、整えることを実践していくことで、今では風邪をひいたり、咳や喉の痛みが続いても、そうした変化を前向きにとらえ、自分で手当てをし、楽しみながら経過できるようになりました。そして六年前に、潜在意識について学ぶ特別コースを受講することで、さらに考え方が平面的から立体的になったように思います。もしそれがなければ、悩んだり苦しんだり、一つひとつ苦労を乗り越えたとしても、今の私になるのに、少なくとも一〇〇〇年はかかっていたでしょう（そんなに長生きはできませんが）。

体力が回復してきたので仕事を始めましたが、職場のほとんどの人は、一一年前の私と同じ健康観を持ったままです。あらためてその違いの大きさに驚いています。痛みなどの症状が出てくると、重い病気をあれこれ思い浮かべて不安になり、病院へ行って処方された薬を服用し、それでも内心ビクビクしながら暮らしている。かつての私と同じです。

自分の中の自然に治る力を信じ、薬に頼らない生き方を続けることの大切さは、アルコール依存症の方の回復過程に関わっていても強く感じます。

周りの方が今の私を見て、「元気が出てくる」と言って喜んでくださる。人との自然のつながりが広がってきたことは、本当に大きな喜びです。

第二章

体は知っている

女性の体のリズムに耳を澄ます

毎月の月経は、子宮のお掃除でもあり、小さな出産でもあります。女性の体の内側で月経時に起こる骨盤の動きは、開いたり閉じたり、下がったり上がったりします。その動きは、子宮を整えるためのものです。月経期を通して、骨盤の動きと一緒に体と心、感情をも整えることができるのです。月経は骨盤の弾力を取り戻す絶好の機会なのです。女性ならではの、整っていく感覚を知ってください。私たちの体の内側には、なんと素晴らしい野性があるのでしょう。

子宮が育む母性

——月経期を豊かに過ごす

月経の心構え
——初潮を迎えるにあたり

私が初潮を迎えたとき、女の子にとっておめでたいことだと家族は喜び、お赤飯を炊いてくれました。このことは月経を前向きにとらえられるようになったよい機会でした。初潮を迎える年ごろの女の子を持つお母さんは、初潮を迎える少し前から、女性であること、毎月の月経は面倒なものではなく月経によって子宮が成長し、体が整えられること。やがてお母さんになるためのとてもすばらしい準備の始まりであるということをていねいに話してみてください。

そして、ともに過ごす日常生活の中で、お料理やお掃除を通して示す、家族に対する心遣いはやがておじいちゃんやおばあちゃんに対しての優しさになったり、同じ地域で暮らす近所への思いやりになったり、その子の内なる母性が大いに育まれることにつながります。そう思うと、妊娠、出産の準備として毎月体のリズムを刻む月経は、女性にとってどれほど大事なものでしょう。毎月の子宮の営みを大切にすることが、赤ちゃんを産み、育て、健康な家庭をつくることに深く関係していると、私は思います。子どもを持ち、親になるという社会的責任を、親から子へ語る家庭教育が大切だと思います。

また、女の子が薄着でお腹や腰を

冷やすことは、月経痛や腰痛、頭の鈍痛や不快な気分につながります。冷えの問題が女性の体に与える影響を、団欒の中で母から子へと伝えていってほしいと思います。

そして初潮期の月経中に、無理をして男の子と同じような激しい運動をしては体を壊してしまいます。それは、取り返しのつかない体となることや、つらい出産の原因になります。ですから月経中は、激しいスポーツではなく、女の子が女の子として、心と体と母性が育てられるような体の動きを大切にしてください。

女性だけが持つ母性、独特の優しさや、周りの喜びをうれしく感じ、人に役立つことに喜びを見いだせるような感受性は、体の成長と一緒に育まれます。ですから初潮というのは、大切な人生の中で大きな節目だと思うのです。

けれど残念なことに、多くの女性たちは初潮を迎えたときから、毎月の月経は気持ちが悪い、面倒くさいものというふうに思い、過ごしていきます。現代という社会で、女性たちは初潮を迎えたころから、おそらく激しい受験競争や過度な勉強で頭をこわばらせてきたのでしょう。そして競争社会の中で不安を抱え、月経前でも月経中でも、いつも緊張とストレスにさらされ続けています。積み重なった緊張や不安は、やがて女性の感受性や母性、家庭の土台となる大事な子育てにも影響を与えます。自然に働く母性を持って楽しいはずの子育ての時期に、「赤ちゃんをどう抱いていいかわからない」「あやし方が、わからない」と悩む若い母親たちがとても増えていると聞きます。これは、初潮期からどのように月経に向き合ってきたのかということと関係があるように思います。

私は野口整体を学ぶようになって、毎月の月経後は、骨盤が動きやすくなり、体を整える大きなチャンスであることを知りました。月経の後に腰を整えることによって、歪んだ骨盤や感情、心身の不調も改善されます。それは、とても軽やかな気持ちのいい体になります。女性の月経は、体を整える毎月の素晴しいチャンスなのです。

月経の過ごし方で変わる　1
――妊娠期、出産

女性の体には、月経が始まる二、三日前から「そろそろかな」と思う兆候が現れます。まず骨盤は徐々に開いて下がります。子宮が妊娠の準備のために少しふくらむからです。受精して子宮に着床することがなければ、子宮内の膜が月経となって、体内から排出されます。月経中はあまり神経を使わずに頭を酷使するような仕事は少しセーブして、ゆったりと過ごすことがとても大切です。スムーズに子宮のお掃除がすんだ後は、骨盤が閉まって上がっていきます。

月経が終わった後は、健康な体の人ならば体の中心に沿って整っていく感覚、とても気持ちのいいさわやかな感覚があります。膣も気持ちよく締まり、立っているとスーッと体の中心に沿い、歩いているときは内股に引っ張られるような収縮感があります。それはとても気持ちがいいものです。月経は本来、体も心も感情もさわやかに整っていく時期であることを、体は知っています。

この毎月の月経は、自然界の月の影響もあり、神秘的で、科学や理屈の世界ではない女性ならではの営みです。月経を順調に気持ちよく過ごせる女性は、日ごろ体を冷やさないように心がけており、骨盤は大きく呼吸をしながら弾力を持って動いています。ですから自然な妊娠を迎えられるのです。妊娠中はお腹にいる赤ちゃんに声をかけ、ゆったりとしたリズムの中で、日々自然を愛し、味わいながら、自分の歩幅で散歩をします。そして出産も、自然の流れに乗った子宮と骨盤の収縮のリズムの中で、喜びと祝福を持って赤ちゃんを迎える方たちが多いのです。

この自然の営みは、私たち女性、一人ひとりの中に授かったものです。こうして豊かな出産を迎えた女性たちは、母乳に恵まれ、思わず「かわいい」と言って赤ちゃんを抱き上げ、頬ずりをし、おっぱいをあげることが自然にできます。穏やかな深い愛情に溢れています。周囲はその様子を見ると、心から幸せな安心した気持ちになります。

月経の過ごし方で変わる 2
——産後

野口整体の創始者、野口晴哉先生が、大切な産後の女性の体について、自然の法則に沿った過ごし方を残してくださいました。

それは、出産直後は立ったり歩いたりせずに布団《ふとん》の上で休むことです。寝ているのが、開いた骨盤（仙骨と腸骨）の収縮に、一番よいためです。布団の上で休んでいる体は自由に動いたりあくびをしたりしますが、立って歩くということは骨盤に大きな負担をかけることになります。骨盤に与えた負担は、そのまま腰を硬くさせたり、ずらしてしまったりと、その後の体に大きな影響を与えます。

まず左右脇両方の体温を八時間ごとに測ります。出産のときに開いた骨盤は、だんだん収縮していきます。収縮する方の体温が高いのです。八時間ごとに体温を測っていると、左右両方の体温が揃うときがあります。そのとき、左右の骨盤が一緒に収縮しています。そして左右両方の体温が三回揃ったときに、初めて正座を三〇分から一時間くらいします。それでもすぐには起き上がりません。翌日からゆっくりと体の中心から子宮も骨盤も内股に締まっていく感覚が体感できますので、体が整っていく感覚を味わいながら、立ち上がり、トイレに行くなど動き始めます。

しかし体温が、八時間ごとの計測で三回揃ったからといって、階段を普通に昇り降りしまうと腰にとても大きな負担をかけることになってしまいます。階段の昇降は、六週間はしないようにします。また直射日光は、生まれたばかりの赤ちゃんにとっても、お母さんにとっても刺激が強すぎます。少し薄暗い部屋で穏やかなリズムのゆったりとした音楽をかけたり、自然の音を聞きながら、おっぱいをあげて赤ちゃんと一緒に六週間ほど過ごします。その間、赤ちゃんはゆったりとした安心に包まれ、満足します。

　このように過ごしたお母さんの体の美しさは、ほかの女性から見ても惚《ほ》れ惚れするほどです。腰から背骨にかけての反りと曲線、腰も胸も上がっています。顔もつやつやと美しく輝いています。このようなお母さんを見ると、母になることはこんなにも豊かで、まさに自然界の法則なんだということをつくづく感じます。

　現在は、全国的に産婦人科病院や助産院が少なくなっている事情を背景に、妊娠や出産の問題が深刻化しているといわれています。そして女性自身も、頭の使いすぎ、過度のストレスによって体のリズムや弾力を失っています。つらく苦しい出産をした方たちがあまりに多いのに驚きます。産後をつらい状態で過ごし、子育てにイライラしてしまうのではあまりにももったいないことです。「産後心身のバランスを崩した」「更年期がつらい」という女性たちに話をうかがうと、ほとんどが出産、特に産後の過ごし方が原因だったということがとても多いのです。産後の腰の負担は、女性の更年期から老年期に深く関わり、その後の人生にとって重要なことなのです。

　心身ともに健康なお母さんが増えていくことは、赤ちゃんはもちろん、本人や家族、周りの人たちも幸せになることにつながります。出産や子育てを通して、豊かな母性や愛、安心感と安らぎが日本社会に着実に広がっていったら、私たちの周りは、優しさに溢れ、希望に満ちた平和な世界になるのではと思うのです。

母性と手当て
——豊かな人間関係へ

　今のように忙しく慌ただしいストレス社会では忘れられがちですが、少し前の時代の日本はのどかでゆったりとした里山があり、人はゆっくり歩き、会えば挨拶をして言葉を交わし、心の交流も豊かだったように思います。そして、お天道さまや仏さまに自然に手を合わせ「皆のおかげで、今日も気持ちよく元気に幸せに過ごせました」と言うような、感謝の心があちらこちらに感じられる、安心の中で子どもたちも、物がなくても心優しい家族や地域に囲まれて育っていくような社会であったと思います。ですから、女性に備わっている母性を使い、赤ちゃんを抱く、おっぱいをあげる、赤ちゃんに触れる、ご近所の子どもにも触れる、声をかけるという手当ての心、優しさが、現在の日本社会によみがえっていけば、自然とよい社会になっていくのではないかと思います。

そしてお父さんも、子どもを育てる中で表面だけでない奥深くにある命を感じ、手を触れ、気をかけ、心をかけます。子どもの成長過程で起こる風邪をはじめ重要な麻疹《はしか》やおたふく風邪、水疱瘡《みずぼうそう》、発熱などをていねいに経過し、一緒に乗り越えていくことも大事です。こうしたことで子どもの中にある元気に生きようとする野性の力が育まれていきます。

このように自然の営み、天心に即した手当ての心で育てられた子どもは、成長段階に応じて、やがてその子本来の力が自然と内面から発揮されます。〇歳から一歳まで、つぎに四歳までという、いくつかの節目を経てやがて一八歳を迎えるころには、自発的にその子本来の個性が輝き出し、発動してきます。自分の内側から輝き、自分も社会にとっても幸せで豊かな仕事を自発的に選び、調和の中で、明るく生き生きとしていきます。

自分の力でいくつもの風邪や熱を経過し乗り越えた、自然の営みや天心の手当ての記憶が体の中心に残っています。それは、豊かな大地に木々がしっかりと根を張り、幹が育ち、そこから枝が出て花や実がつくように、体つきも溌溂とした腰、開いた胸、頭、背骨と自然に連動し弾んで充実しています。そしてそれは未来への希望につながっていきます。

column

コラム　わたしの体験②

出産をつうじて広がった平和への願い

石代雅日さん（元シュタイナー学校教師・三九歳）

一一年前に野村奈央先生とアメリカで出会い、帰国後「整体ライフスクール」に参加しました。最初は体の健康のためでしたが、「整体ライフスクール」とは文字通り「LIFE」の学校です。自分の体、生き方や内面、そして自然環境や社会、平和の問題も、すべてひとつであるということを学んできました。

その当時は、教師として「未来の世界に貢献したい」と、懸命に子どもたちに向かっていましたが、自分の働きが世界への貢献につながっていると、なかなか実感できずにいました。生活の中で、自分の出すゴミの山に「私の存在は貢献どころか地球を汚している」と絶望し、思い直しては頑張り、頑張りすぎて疲れる、というパターンを繰り返していました。

その後、潜在意識について学ぶ特別コースに参加して、透明な目で世界を見るという大きな体験をしました。また赤城山の田畑や森林、炭焼きなどの活動を通して、自分もよい気の流れづくりの一員になれる希望と道筋が少しずつ見えてきました。何年か経つうちに、自分の内側や季節や自然界の呼吸に沿うことで、人はもっと自然に健康になれることを学びました。

それまでの呼吸に沿うことをはばむ癖を見つめ、自らの感じ方や行動パターンを整えることを心がけていきました。それから結婚をし、ちょうど心身ともに充実して、楽になってきたときに妊娠。長女を出産しました。

妊娠初期には、それまでの体の使い方の癖と出産に向かって調節されていく体の変化に戸惑いもありました。が、体の自然に沿って内側からの発動である自動運動を心がけて行い、お腹の赤ちゃんに語りかけながら手を当て、その後は順調に過ごしました。出産直前まで、身軽で体の重さを感じないほどに楽に過ごせました。安定した腰と腹の上に背骨が乗っているという感じでした。

そしてスクールの先生方や仲間の手当てを受け、また多くの方に見守られ、三八歳のいわゆる高齢出産にもかかわらず、満月のころ、波に乗るようにスムーズなお産を迎えられました。「妊娠出産は体を変える絶好の機会」と聞いてはいても、こんなにも偏っていた体が、癖の取れる方向に変わっていくとは驚きでした。

産後は開いた腰が閉じて整っていくのを、ゆったりと寝て待つことで、自分でも目を見張るほどに腰が反り、さらに安定して疲れにくい体になりました。

今は、元気に楽しんで子育てをしています。娘も健康に生き生きと育ち、四〇度の熱を出したときは薬に頼らず、どんどん汗を出して経過しました。あらためて根底にある体力を感じました。

以前の自分なら、子育てをしていても、「自由な時間がない」「平和への活動もできない」と焦っていたでしょうが、現在は今の立場だからこそできることがある、と感じています。私の在り方が娘につながり、その娘を通して社会につながります。一人の人間を健やかに育み、力強く世界に送り出す役割を自覚することから広がっていく平和への活動もある、ということを実感しています。

column

コラム　わたしの体験③

妻の妊娠、出産、そして子育てとの関わり

平田茂樹さん（大学教員・四五歳）

妻と一緒に「整体ライフスクール」に、参加して九年目になります。最初は、体を治したいという気持ちから始めました。

肩こり、頭痛、腰痛、また胃炎、蓄膿《ちくのう》症といった慢性的な症状をいろいろ抱えていましたが、手当てや自動運動をするうち、病気の悩みは徐々に消えていきました。今では、病院や薬に頼ることなく、痛いところがあれば自然に手を当て、風邪も自分で経過しています。

そして次第に、心と体が一体のものであることを実感するようになりました。わだかまりやストレスがあると、体は素直に、すぐに変調をきたします。心の取り組みも重要なテーマとなり、潜在意識について学ぶ特別コースにも参加し、コンプレックス、嫉妬心、自負心や、両親に対するわだかまりといったものが、次第に解けていきました。

また、妻や子ども、両親に手当てをすることで、人とつながることの大切さを自然に理解できるようになり、仕事以外のこ

とにも目が行くようになったのは、心を使う、手を使うことの影響ではないかと思っています。

四年前、妻が二度目の自宅出産をしました。出産前から妻は、女性の体の中心である腰を整え、自然の法則に沿った心身の呼吸に取り組み、つわりも陣痛の痛みもほとんどありませんでした。出産時、予兆があり、二人で出産する部屋に入りました。妻の呼吸に合わせて手当てをすると、わが子は、妻のゆったりとした深い呼吸に従って、自然と降りてきました。

頭が見え始めたとき、助産師さんが到着し、それから誘導でもう一呼吸すると、わが子はつるりと出て、妻の手に包まれました。

スクールではいろいろなことを学び、技術や知識も増えましたが、やはり一番大切なのは、体と心の中心がしっかりしていれば、自ずと道が開かれていくことと感じています。

第三章

四季折り折りの赤城山から

心と体を一つにして……

赤城山は、北関東の北部、群馬県のほぼ中央にあります。日本百名山の一つにも数えられる、関東地方で有数の複式火山です。広々とした裾野を持ち、その姿は雄大で、秋の紅葉の美しさには定評があります。

赤城山の南面の、標高六五〇メートルの場所に私は居を定め、主人と若いスタッフとともに、生活をしています。自然農法の方向でお米や野菜を育てています。

四季折り折りの赤城山で、自然の恵を享受する暮らしの中から感じた世界についてお話ししましょう。

文章内カット：米山由美子

春の体の大掃除 ──風邪と下痢

四季に応じた体の営み

整体を長くやっている体は、例年、一月半ばぐらいから、心も体もふっと春を感じるころ、変化が起き、後頭部が片側ずつ開き出します。すると、つぎに肩甲骨も片側ずつ開き出します。開きづらいところがあると、そこが重たくなる感じがして、それを調整するための風邪をひきます。

また、三月までには骨盤が開いて上がります。骨盤が開いて上がるまでに、ほとんどの方が下痢をします。ふつうは、下痢は悪いもの、病気だから薬をなどと思ってしまいます。しかし、私たちは、下痢は「春の大掃除」というふうに考えているのです。春の大掃除をすると、一年を通して腸の調子がよいといわれています。

春には、セリやナズナなど、いろいろな野草が出てきます。そのようなものを自然に体が食べたくなります。それを食べることで、

春

春の勢いのある木の芽や野草は、体の毒素を外に出してくれるのです。

四季に応じる感受性を持っている体は、春の体に見合う日本風土に育った野草や野菜などの香りを感じられ、その声が聴こえます。「ナズナを採りに行こう」とか、「そろそろ田んぼのセリやノカンゾウが出ているかな」とか言って、田んぼの方をまわると、やっぱりセリが出ているのです。

また、田んぼの土が起きたくなっているころ、桜が咲きます。赤城の桜は、四月半ば過ぎです。

整体をやっていると感じると、春、夏、秋、冬に応じた体の営みがあることが感じられるようになります。自然の声を聞き、心と体とを整えていくと、自ずから健康の道が開かれていきます。

いのちの中心に耳を傾け、動じない生き方を

季節の行事を大切に

三月三日は桃の節句。私たちが暮らす赤城山に桃の花が咲き始めるのは、四月ごろで一カ月ほど先なのですが、毎年三月には、小さなお雛《ひな》さまを出して楽しんでいます。

子どものころ、母が一つひとつていねいにお人形を出してくれたことが思い出され、なんともいえないほのぼのとした気持ちがよみがえります。

「忙しい」という字は、心が亡くなると書きます。忙しい毎日の生活に追われて、心を亡くしてしまわないように心がけ、季節の行事を大切にしていきたいものです。

一年の節目節目に行われる日本の行事には、季節を味わい、心新たに生活を正し、日々の暮らしを味わい深く生きようとした、先人たちが育んだ伝統の素晴らしさを感じます。

季節ごとの行事を大事にする心がけがあれば、現代社会の濁流にのみ込まれることもなくなるのではないでしょうか。

春は気が上がりやすい季節

春一番、春二番の大風は冬を呼び込むといわれるように、赤城では雪が舞い、嵐のような風が吹き荒れ、冬に後戻りしたかと思うような天気になることもあります。

この気候の変化と同じように、体も春に備えてふーっとゆるんだり、逆に体の芯が締まったりと、弛緩と緊張を繰り返します。

春はうきうき、気が上がりやすい季節です。この時期、喜びすぎて調子に乗っては、何かあるとガクッと落ち込んでしまう……そんな繰り返しをしてしまう傾向の人がいます。これは自然界のリズムの変化が、きちんと体にも反映されているのです。骨盤が開いてゆるむと、次に締まる動きが起きます。優しさと厳しさとが、寄せては返す波のようにやってくるのを感じます。

そんなときこそ、心身の内側をじっくり見つめ、自らの腹の内に宿る中心（＝丹田）をしっかり意識しましょう。

そして、天気のよいときも悪いときも、人生がうまくいっているときも厳しいときも、どんなときでも絶えず、いのちの中心の声に耳を傾け、動じない生き方を心がけたいと思います。

春の草花の勢いに想う

——免疫系統を活発にし、血液をきれいに

健康を保つようにできている体

あるとき数日間赤城を留守にして帰りましたら、水仙などの草花の丈《たけ》が、倍の長さになっていたのに驚きました。春の草花の勢いにはすごいものがありますね。

ぺんぺん草（ナズナ）や踊り子草。田んぼの畦《あぜ》にはノカンゾウも出て、それを今年最初の酢味噌あえにして、春いっぱいの息吹をいただきました。それにつけても思うのは、現代農業が野草を敵として、除草剤などの農薬で大地を汚染してきたことです。それがもとで、水も汚染され、食物も汚染され、人間の体も汚染されてきました。

最近東京へ出かけると、マスクをした人たちに出会うことが多くなっています。花粉症になる人が増えて、春先から花粉情報が世に飛びかうようになりました。また、新種のウイルスによる感染症が、世界中を不安にさせてもいます。

昔、東南アジアに出かけて、マラリアにかかって帰ってきた方がいました。整体の創始者、野口晴哉先生がその方の体を見たときに、次のようにおっしゃいました。

「同じように東南アジアに行っても、マラリアにかかる人とかからない人がいます。マラリアにかかるのは、胸椎七番（背骨胸部にある七番目の骨）が硬く鈍り、免疫系統が弱っているからです。胸椎の七番が、活発に弾力を持って元気であれば、ウイルスに対して抵抗力があります」

今人類は、農薬をはじめとして不自然な化学物質をつくり出し、生活のあらゆる場面でそれらを使っています。そして細菌やウイルスなどを制覇したようなつもりでいますが、より強い耐性菌などが現れて、人類が脅かされているのが現実です。

そんな中でも、脅《おび》えているよりも、元気に前向きにこの時代を乗り切っていくことが大切です。そのためには、健康を保つ体内のシステムを回復させ、日々育てていくことが先決ではないかとつくづく思います。

まずは、体の中の免疫系統を活発にする、胸椎の七番を中心に体を整えることをお勧めします。

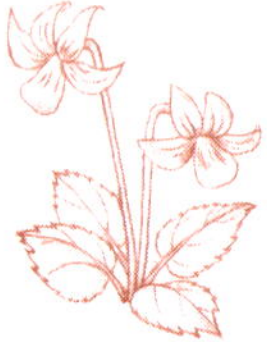

初夏

ホタル飛びかう田園風景に

田んぼから見えること

毎年、春が過ぎるころ、隣村で農業を営んでいる、私たちの田んぼの先生の指導で、「整体ライフスクール」に参加する方々や農業普及員の方、学校の先生などが参加して、「深水法《ふかみずほう》」による長苗《ながなえ》の田植えを行います。

深水法とは、ふつうより長く生長した苗を田植えする方法です。田の水を一五センチメートル以上深くするため、雑草が生えず、農薬を使わずにお米づくりができます。これは江戸時代から行われてきた方法です。

この数年、続けて参加している人もいて、作業はスムーズに進みます。従来の田んぼで手植えをしたほかに、元村長さんの田んぼを借り、機械植えも行いました。私たちの田んぼは、一七年くらい、まったく除草剤や農薬を使っていないので、カエルやアメンボウなどたくさんの生き物が活動し、とても気持ちのよい田んぼです。

二カ所の田んぼに鴨が二羽飛んできて、深水の田んぼをスイスイ泳いでいます。自然の中の生き物たちは、気持ちよい安全なところを知っているのですね。

長苗の機械植えを始めたのには理由があります。どこにでもある田植え機を使って、この深水法でお米づくりができるとわかれば、農薬を使わない田んぼが日本中に広まるのではないか。そうなったらどれほど素晴らしいか、という夢を持ったからです。

主食のお米が安全なものになり、農薬などによる水の汚染問題も解決できます。田んぼにたくさんの生き物が宿り、やがてホタルが飛びかう田園風景がよみがえってほしい、という夢を描いての試みなのです。

自分もまわりも気持ちよい

人間の健康への道は、気持ちよい、心地よいことが基本です。

心地よい生活、自然の味がする野菜や食品、温かな心での行動、自分もまわりも気持ちよいという体感覚を育てることこそ、今、本当に大切な時代だと思います。

私たち野口整体を学ぶ者として一番心がけていることは、まさにこれらのことです。鴨が気持ちよいところを知っているように、人間も戦争より平和を望みます。心身の健康が、何より大切である、と動物的直感でわかっているはずです。

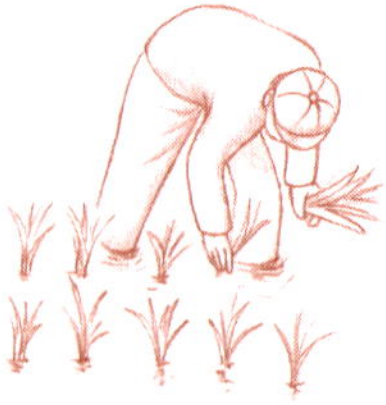

梅雨

☀ 梅雨時を気持ちよく過ごす

気持ちよく汗をかく

梅雨入り時期は、冷えと湿気が一緒にやってきたような天候です。こんなときこそ、体の声をよく聞いて、適切な対応をしていただきたいと思います。

「整体ライフスクール」の参加者たちは、自分の体の声に応じて、「脚湯」（59ページ参照）や「足湯」（58ページ参照）、「後頭部の温シップ」（55ページ参照）をします。この三つの方法を使い分けながら、誰もがいやがる梅雨時を、気持ちよく過ごしていけるようにしています。

冷えてお腹が痛くなったり、便秘をしたり、ガスがたまったり、むくんだりする場合は、膝までお湯に入れる脚湯をします。汗ばんで腰までぽかぽかしてくると、お腹がグルグル動いてきて、気持ちまでほっとします。

また、首から上が冷えたときや、アタマが重い感じで風邪ぎみのときは、お湯に足をくるぶしまで入れる足湯をします。背骨がぽかぽかしてきて、首がゆるみ、アタマがほっとしてくると「足湯ってなんていいのかしら」と体で感じます。

あるいは汗をそのままにして内部までも冷やしてしまい、汗が出づらくなったり、背骨に風邪を追い込んで汗が出たいのに出にくくなったり。それによって体がだるく、また重くなったときには、後頭部に温めたタオルを当てます。するとベタベタした汗が出てきます。やがてその汗がサラサラしたものになってくると、冷えが取れて体がすっきりします。

このように、体がすっきり気持ちよくなる経過をたどると、梅雨どきの過ごし方がわかってきます。自分の体が何を望んでいるのか、今何をしたらいいのか。耳を澄ませば、体の声は必ず聞こえてくるものです。

冷え性・立ち枯れ――人間も森も弱っている

梅雨を気持ちよく過ごす

ここ赤城山では梅雨になると、霧が深く、朝晩は冷える日が多くなります。東京に行くと、五月の半ばから冷房が入っていて閉口します。まるで「冷え性製造器」の中にいる感じがします。

日本の梅雨はとても鬱陶《うっとう》しく過ごしづらいですが、足が冷えたなと思ったら足湯を、膝までが冷えたら腰湯をして、冷えをため込まないようにしましょう。

そして、歩くときは大股で歩くと、腎臓など泌尿器系の働きが高まって、梅雨をとても気持ちよく生活できます。

ブナ一本の保水量は一〇トン

ふと赤城山の木々や畑を見ると、緑が濃くてみずみずしく、とても喜んでいるように感じられます。梅雨の雨が、やがて、私たちの命のもとである水になってくれるのです。素晴らしいことだと思います。

私たちはこの数年、「森林の会」の皆さんとともに、ブナの植林を続けています。日本大学農学部の学生さんたちがキャンプをしながらブナの種を拾い、六~七年かけて育てた苗木を植えるのです。そのブナが大きな木に生長すると、一本の保水量が一〇トンにもなるといわれています。このブナの植林は、未来への光や希望につながっています。

今、赤城山は酸性雨によって、松は茶色に枯れ、そのほかの森の木々も驚くほど弱っています。こんな森では、私たちの未来の水はどうなってしまうのでしょうか。その対策として、「森林の会」の方たちと一緒に、やはりこの数年、森に炭をまいています。すると、九〇パーセント近く枯れていた松が、新芽を出し始めたのです。不毛の地といわれた、栃木県の元足尾銅山近辺でも、炭をまくことによって緑がよみがえってきています。

ブナを植林し、炭をまき続ける市民の願いが、やがて日本に、世界に広がっていったら、どれほど多くの森が戻ってくることでしょう。

未来に希望が持てるように、いのちの流れに沿って、「森林を守る運動」がもっと広がっていったらと切に願っています。

季節や出来事に対応できる体

硬く弾力のない体は変化に対応できない

ここ数年、毎年六月はヨーロッパへ、「整体のセミナー」に出かけています。ヨーロッパは二〇〇三年、四〇度近い熱波に襲われ、お年寄りたちは突然の気候の変化に対応できず、フランスでは一万人以上の方たちが亡くなった、という報道を耳にしました。ヨーロッパの中でもフランスは、医薬品の消費がとても多い国だと聞いています。現在の医療は原因を横に置いて、症状を薬で抑えることを重視し、体そのものが元気になろうという、本来の力を育てることがありません。

ヨーロッパの人たちの体を観察しますと、胸椎五番と八番がとても硬く、弾力のない人が多いのです。胸椎五番と八番という骨は、発汗や体温調節の働きに関係しています。日ごろから、背骨を柔軟にして可動性を高め、気候の変化や緊急の出来事に対応できる体づくりを心がけておきたいですね。

地球規模の異常気象

世界中で人間が環境破壊をしてきた結果、地球的規模の異常気候が、あちこちで起こっています。

私たちの体の中にある生命の根本を司る延髄から背骨までが、季節の変化やさまざまな出来事に対応しています。何があっても、それに適応して生きていける体をつくっておく必要があります。そうしないと、いろいろな場面で直面する問題を乗り越えていかれなくなると感じています。

最近では日本でも、急に暑くなったり寒くなったりで、この天候の変化の激しさは、今までの感覚では想像できないものがあります。自然界が破壊された環境を調整しようとしているとしか思えません。

この地球規模での異常気象の中にあっても、背骨一つひとつが、深い弾力を持って息づき、その異常を察知し、対応し、適応できる体と精神と心を、日々育てていくことが大切です。

ここで本来の健康とは何かということを見極め、自然に沿った生き方が見直され、そうした生き方が広まっていってほしいと願わずにはいられません。

夏

いのちの流れに沿って、自然の営みを

おいしい野菜で食卓を豊かに

カッコウが鳴き、ヒグラシの声が聞こえるようになると、赤城山麓にも夏がやってきます。標高六五〇メートルの住まいでも、ここ数年の温暖化の影響でしょうか、蚊が出るようになってしまいました。畑の様子も、今までとは違った植生に変化しています。自然の営みが、何か全体的に変わってしまった感じです。

このままではいけないと、畑に炭や木酢《もくさく》液をまいてみました。すると最近は、畑がアカザ、モチグサなどの勢いのある健康な草たちで覆われるようになりました。

健康的な野草を見るにつけ、土の中に棲《す》む微生物が、再び活発に働き出したことを感じます。おかげさまで、わが家の野菜は、ずっとみずみずしく、とてもおいしく、食卓を豊かにしてくれます。

汗をかかなくなった夏

夏は汗をたくさんかく季節で、それによって背骨の弾力が出てきます。自然に汗をかいていると、お塩がとても甘く感じられます。そんなときは、水や野菜もとてもおいしく感じられるものです。

ところが、便利・快適な生活を追求し続けた結果、体を動かさず、「冷え性製造器」ともいえる冷房の効いた部屋の中に、安穏としているようになってしまったのが、現代の生活ではないでしょうか。

これでは、気持ちいい夏の汗もかけず、体は硬くなり、鈍っていくばかりです。自然の営みから外れた、人間のつくり出した不自然な世界はいったいどこまで進めば気がすむのでしょうか。

森、畑、水、大気……人間の体、そして心。今こそ、世界中が勇気を持って方向転換するときではないでしょうか。その方向とは、いのちの流れに沿うこと。もう一度、自然の営みとともに……。

お盆 ——幸せのもとを思い出すとき

夏の疲れが出始めるころ

夏の暑さの中、熱いお茶と梅干しをいただくと、お腹がすっきり気持ちよくなります。昔の人はそのように、季節ごとの生活の知恵を大切にしていました。

でも、今は冷たい飲み物を多くとるため、お腹の奥の方が冷えている人が多いようです。そういう方はお腹に手を当て、下腹で息をゆっくり吸ったり吐いたりと丹田呼吸（49ページ参照）をすると、夏の疲れが取れます。

年に一度のお盆休みは、今では遊ぶための休みになりがちですが、本来は親戚縁者が集まり、お墓参りに行ったりします。そして、自分が今ここに存在するのは、おじいちゃんやおばあちゃん、そして多くの先祖の方たちがいたおかげです。親戚の人と昔のことを聞くたびに感謝やうれしさ、ありがたさがわき起こってきます。また生まれ育ったところに行って、今の自分が在るのは、どんな環境で育ったからだろうか、としみじみと思い出す時期でもあると思います。

隣近所を思いやり、助け合い、昔を振り返る。「あそこのおじいちゃんどうしているかしら」「おばあちゃんどうしているかしら」といった思いやりが、かつての地域の中には当たり前にあったのです。だからこそ老後をそれほど心配しなくても、「お互いさま」ということで生きていけた時代がありました。お互いに手を触れ合う、思いやる、心をかける。私たちの国には、昔からいわれている「手当て」がありました。日本のふだんの生活の中にあった「おかげさまで」という感謝の心、「ありがたい」という感動の気持ち。それがどれほど豊かなことなのか、あらためて考え直してみたいですね。

お盆は、幸せの原点の一つ、豊かさのもと、その知恵を思い起こす、とても大切なときのように思われます。

暑さを楽しくのりきる知恵を思い起こす

炭をまいて森をよみがえらせたい

ここ数年八月になると、赤城山で「森林の会」の方たちと炭焼きをしています。昔ながらの伏せ焼きと足利工業大学附属高校の先生が発案したドラム缶での炭焼き、どちらも素晴らしい焼き上がりです。煙突から昇る白い煙は、森を元気にするシンボルです。というのも、それでできた炭を森の土にまけば、森がよりいっそう元気になるのですから。炭をまくことで、日本各地の森やドイツのシュバルツバルト（黒い森）が回復してきた話、そして、ミャンマーなどアジアの国々でも、ドラム缶の炭焼きが成功した話などを聞きました。そうしながらの炭焼きには、なんともいえない風情があります。炭焼きによる森の回復に情熱を傾ける方々には、すてきな男のロマンを感じます。

松枯れ対策で、農薬の空中散布に何億円もかけるより、枯木を炭にしてまく。炭焼きの伝統文化を生かした循環型の森づくりが、世界中に広がってほしいですね。

暑さを愉快に乗り切る知恵

夏になると、もう一つ、日本の文化、伝統を思い起こします。それは暑さを楽しむ知恵を、日本人は知っていたということです。風鈴の音に涼しい風を感じる。団扇《うちわ》をあおいで体に風を送り、冷えた西瓜《すいか》をいただく。井戸で西瓜が冷えるのを楽しみに待つ子どもたち。縁台でご近所の方と夕涼みする大人たち。夏祭りの音……。

今は、そういう光景もなくなってしまいました。夏は冷房づけになり、病人は増えていく一方です。もともと持っていた、暑さを愉快に乗り切る知恵を思い起こし、汗をたっぷりかいて、気持ちよく夏を過ごしたいものです。

お盆を過ぎると、ここ赤城山では、秋の虫の声が聞こえるようになります。畑も、白菜など秋野菜の種まきが始まります。

心を澄まし、背骨で呼吸する

実りの秋、心身統一の秋

栗が豊作の秋は、栗ご飯を炊き、秋の実りを楽しんでいます。

一七年間、農薬を使わない長苗の深水法で、お米づくりをやってきました。田んぼの稲は、たくさん分蘖《ぶんけつ》（下方の茎の節から枝が分かれること）して、籾《もみ》に包まれたお米の一粒一粒も力強く、穂が重みで垂れ下がっています。深水法の機械植えを試みた田んぼの方も、稲が見事に育っています。長苗のため、周りよりも遅い田植えは六月最後の週末だったのですが、どこよりも実りが充実しているようです。田んぼを貸してくださった元村長さんは、「あんなに田植えが遅かったのに、よくできてすごいな。どんな種類の稲を植えたんだ？」と不思議がっていますが、周りの田んぼと同じ種類です。

実りの秋には、自然と同様に、人間の体も腰が締まって上がってきます。心も体も充実し、決断力がつき、希望がわいてきます。栗

秋

や果物や稲が実るのと同じように、今まで準備してきたことが、体の中心にまとまってくるのです。

青々とした高い空と澄んだ空気。秋は、心身が統一する素晴らしい季節です。

生きている実感がわくとき

野口整体を始めて三十数年、日々心がけて大切にしていることは「背骨の呼吸」です。延髄から背骨の中心を通っている脊髄には、錐体外路系という体を無意識に動かせて整える元気のもとがあります。背骨の呼吸とは、天の心で錐体外路系に働きかけるように呼吸することです。背骨で呼吸をし、その背骨のどこかにつかえる場所があったら、そこで何回も呼吸を繰り返します。すると、その背骨の奥の方から痛みが出てきたりします。続けていくと、やがて回復してくる感じ、整ってくる感じがわかります。背骨の芯がつかえることなく、すーっと呼吸（気）が通るようになると、私たちのいのちを守ってくれる、動物的直感や感受性がよみがえってきます。

心の奥を澄まし、背骨の呼吸を続けることで、異常気象などの中でも、いのちの奥深いところで、安心感と豊かさを感じられ、生きている実感がわいてきます。野口整体に出会ってよかったとつくづく思う瞬間です。

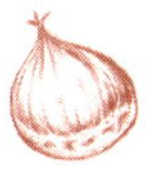

秋は体質改善の好機 ——腰、膝、足首をやわらかく

腰の弾力を取り戻す

年配の女性ですと、膝の悪い人は一〇人中九人はいるといいます。膝が悪いと、階段の昇り降りはもちろん、ふだん歩くのも大変ですね。そういう方は、仰向けになり、膝の裏を伸ばした状態で、足首を外側にていねいにまわします。つぎに同じ要領で、足首を内側にまわしてください。外まわしと内まわし、合わせて一組の動きです（32ページ参照）。この足首まわしをすると、足首、膝、腰がやわらかくなります。膝がやわらかくなると体全体が若返ります。足首もやわらかくなるので転ばなくなり、腰にも弾力が出てきます。

若い方たちの場合は、膝があまり硬くなっていませんから、日ごろから、膝の裏を伸ばすことを心がけていただければ、足首、膝、腰の弾力を保つ効果が出てきます。でも月経がとても困難な方は、若くても骨盤が硬く、膝の裏も伸びていません。月経前に膝の裏を伸ばし、足首を外側にゆっくりまわしておきます。そして月経後は、内側に足首をまわし、きちんと骨盤が締まるようにしましょう。ただし注意してほしい点は、月経中は足首回しをしてはいけません。

女性の月経期は、月経前に骨盤が開いて下がり、それから経血が出ます。そして、月経後に骨盤が締まって上がるのが自然のリズムです。月経とは子宮のお掃除なのです。

また骨盤は季節によっても変化します。秋口、骨盤は締まって上がり、腰は弾力があり充実してきます。このような腰になるように調整することはとても大切です。すると冬に冷えが入りにくい腰になります。

秋なのに骨盤が開いて下がっていたら、年齢は若くても、体は年寄りということになります。とくに、座りっぱなしでパソコンを使っていると、アタマの緊張がゆるまず、女性独自の自然なリズムが取りづらくなりますから、充分に注意してください。

秋口に足が冷えたら、足の第3指と第4指を開き（38ページ参照）、腰も伸ばし、腰の奥まで響くようにします。その後に足湯をします。腰に弾力が出て、腰も背骨もポカポカしてきます。

一年の中で秋は、冷え性など女性に多い症状の改善する好機です。腰は子宮、卵巣など生殖器だけでなく、内臓全体に大きく影響があり、ホルモンのバランスや女性特有の感情にも関係します。温かな母性がわき出てくるような、腰の弾力を育てる秋にしましょう。

動物的な体の要求を大切に

体も冬支度

日本ほど四季がはっきりしている国はありません。

秋になって、栗ご飯を食べたいなと思っていると、母のところへお友だちが山ほど栗を送ってきてくれることがあります。このような人と人のつながりは、楽しくてありがたいものですね。一〇月にもなれば、赤城も六月に田植えした田んぼから、新米がとれる時期になります。

秋は腰が締まって上がり満ちる季節です。ところが現代社会では動くこと、歩くことが少なくなり、腰が硬くなっています。そこで足の指の間を一つひとつ、気持ちよく甲まで開くようにして、同時に、足首をよく動かしながら、腰を伸ばし反らすように響かせながら歩きましょう。腰がますます満ちてきます。そうすると、腰の動きが軽くなって、仕事も生活も愉快に楽しくなってきます。

一〇月も末になると、少し寒くなってきます。寒さや冷えを感じたら、足の第3指と第4指の間をよく開いて、その後に足湯をしますと、腰までポカポカしてきます。

その時季には、温かな鍋物が食べたくなってきます。わが家では鍋物を食べた翌日は、そのスープを使ってお雑炊《ぞうすい》をつくっていただきます。すると、「あー、おいしい」と細胞が喜んで呼吸します。おいしいと思うから、水分がよく吸収されるのです。秋になって唇が乾き出すころは、背骨も水分が不足して硬い背骨になりがちです。そうなると、風邪が長引き、寒さや冷えを感じやすい体になってしまいます。これは日ごろから、背骨を意識して呼吸をしているとわかってきます。背骨は体の中心の生きるもとですから、新鮮なよい水をしっかり補うよう心がけてください。

また冬ごもりに向かって、少しずつ食が減ってくる時季でもあります。秋はおいしいたくさんの味覚がありますが、そのおいしさ、旨味《うまみ》の中で食を減らすことが、冬ごもりの準備なのです。野生の動物はそうして冬ごもりをしますが、人間は一年中おいしいものが目の前にあるので、ついつい食べすぎて、体が重くなってしまいます。

現代社会は、飲みすぎたり食べすぎたり、歩かないで贅沢にして、いろいろな病気を増やしてきました。現代文明の「欲望」でなく、動物的な本能にもとづいた「要求」を大切にしたいですね。

夢と希望がわき起こるように

黄金色に輝く田んぼ

うどん粉病にかかったイチゴの苗をたくさんいただいたとき、甥《おい》と一緒に畑に植えました。一〇〇〇倍に薄めた木酢液をかけておきましたら、翌春、毎日五〇〇～九〇〇個の真っ赤なイチゴが、二週間ほど採れました。そして夏の間、つるを伸ばして根を張り、次のいのちをたくさん増やしています。秋にはそれらを移植しますので、来春の新しい自然の恵が楽しみです。いのちの営みは、着々と次の準備をしています。

六月には、「整体ライフスクール」に参加された皆さんで、田植えをしました。江戸時代から伝わる、長苗の深水法による田んぼには、除草剤などの農薬は一度も使いません。その後田んぼに二羽の鴨が毎日、遊びにきていました。そして秋、実りの時季を迎え、しっかり分蘖した稲には、見事な穂がたくさん育ち、重みで垂れ下がっています。

黄金色に輝く田んぼの風景は、いのちの原点であり、日本の伝統の美しさを表わしています。

大地に足をつけている感覚を

人間の体も、秋には充実してきます。腰が締まって上がるようになっているのです。そして、気の満ちた体は、次の年のいのちの充実も準備しています。そして、ところが今は腰と頭がバラバラで、一つのつながりになっていない人がとても多いですね。お腹と腰が充実して、満ちてくる感覚がわからない体になっています。

大地に立って――自然に、赤ちゃんが伸びをするように、猫が伸びをするように――全身を気持ちよく伸ばしてみてください。両腕はもちろん、足の指一本一本の間を開き、足の甲まで広げるように伸ばします。膝の裏も伸ばし、腰を反らして、体の全体で伸びていきます。すると明るく元気で、愉快な心と体の感覚を呼び戻すことができます。頭に気や血が上がっていたのが、すーっと下がってきます。お腹と腰が充実して、自然を、大地を感じ、そこにしっかり立っている自分が感じられます。

頭と背骨と腰がつながって、腰が充実してくると、未来に向けての豊かな夢や希望がわき起こってきます。そんな秋を、ぜひ迎えてください。

生産者と消費者をつなぐよい関係

豊かで贅沢な食卓を囲んで

ある一一月半ばの週末、「整体ライフスクール」の若い人たちが赤城に来て里芋掘りをしました。また周りの森からたくさんの枯葉を集め、来年のために、広い畑に敷きつめました。毎年、秋から冬に向かうころの馴染《なじ》みの風景です。

私たちの畑は一〇年以上、農薬を使っていません。ワラや枯葉、草や残飯、地飼いの鶏の糞を土に入れていますので、太いミミズがたくさんいる健康な畑です。

採れたての野菜を、「味が濃いね」「甘いね」と、味わいながらいただく、豊かで贅沢な食卓を満喫しています。

国産大豆がなくなってしまう

私たちのお米づくりの先生が、もち米と大豆を届けてくださいました。一般に大豆は、農薬を五回まくように指導されているそうですが、先生は何十年もの間、農薬を一度も使っていません。先生の豆は、大粒でポクポクして、とてもおいしいです。ところが、流通の問題もあり、この大豆を出すと、農薬使用の大豆と一緒にされてしまうそうです。しかも話によると、地域によっては代金は売れた分のみ支払われることもある、とのこと。大豆づくりをやめる農家が多く、もう国産の大豆は食べられなくなるのではないか、と心配しています。

また、田んぼや薪《まき》でお世話になっている農家の方は、「農林61号」という優良品種の小麦を田んぼでつくっている村でたった一軒の農家です。小麦を田んぼでつくると、グルテンが多いとてもおいしい小麦粉ができます。それを静岡県三島市や神奈川県小田原市の天然酵母のパン屋さんに直送するようになりました。そして東京都三鷹市のパン屋さんや、スクールのメンバーにもその輪が広がっています。

よい農作物をつくっても、農家があまり報れないようなシステムでは、日本の農業に未来はありません。また、農作物にどれだけ農薬が使われているかを知らなければ、安心して食事をすることができないのではないでしょうか。日本の農業の実態を知り、生産者と消費者がよい関係で結ばれ、私たちの健康を保っていく。そのような関係の輪が広がってほしいとつくづく思います。

水分を吸収できる体づくりを①

うるおいのある体

野口整体を知って間もないころ、背骨や体が乾くと、冷えが体に入り込んで体の働きが鈍くなることに、私は気づきました。

紅葉が終わって枯葉が落ちたとたん、私たちは冬の体になります。この時期はとても乾燥していますから、洗濯物がよく乾くように、人間の体も乾きが頂点に達してきます。そして、背骨のそれぞれの部分の鈍りや乾きが、胃の風邪、腎臓の風邪、呼吸器の風邪といったさまざまな風邪とつながっていることを知って、本当に驚きました。ですから、冬の過ごし方で大切なのは、水分を吸収できる体にすることです。

お風呂に入って、浴槽につかります。まず、水を口にふくみ、その水をよく噛《か》みます。よく噛んでいると、唾液が出て水がトロトロになってきます。そうなったら、そのトロトロになった水を捨てます。それから新たに水をちびちびと、少しずつ口に含んでは、ご飯を食べるように噛んで、飲み込みます。こうすると、唾液も含んだ水が体によく吸収されるのです。これで水が吸収されやすい体になります。それとともに、体が水分を要求しているときは、その要求がわかるようになります。体の要求に従って水を飲むと、体に染み込むように、水分が吸収されていくのがわかります。すると、体に備わった化粧水が体の中から出て、とてもうるおいのある皮膚や唇になっていきます。

その一方、水を吸収したいという体の要求を無視し、水分を補給しないと、やがて体はむくんでしまいます。むくんだ体は、トイレが近くなったり、逆に遠くなったりします。これを目安にすると、体が乾いているかどうかがわかります。水分を吸収しない体は、背骨が乾燥して硬く出っ張り、動きも悪く、風邪が抜けづらくなります。

ところでお酒は水分とは異なります。赤ちゃんが飲むお乳も水分ではなくてご飯です。お乳とは別に水分補給することが大切です。赤ちゃんのほっぺが、乾いてカサカサになっていたら、背骨をさすって手当てをしてあげます。それから、足を包むように温めてあげるか、足湯をして温めてから、お水をあげましょう。すると翌日には、もう元通りになって、赤ちゃんはごきげんです。

人間の体の七〇パーセントは水分でできていることを、忘れないでください。

春の準備をしはじめる自然の営み

アタマの奥からゆるめる

寒冷地で風も強い赤城山でも、一月に入ると福寿草が、冷たい霜柱や雪の中から顔を出します。あたりの草の中ではイヌフグリがかわいいブルーの花を咲かせています。寒さの中いのちを育む大地は、そのイヌフグリを中心とした、冬草のお布団に守られ包まれているかのようです。七草粥《ななくさがゆ》に入れるナズナも見られます。お正月、食べすぎたお腹にとてもよいナズナは、寒さから土も保護してくれています。

一月も末になると、人間の体も、むくむくと冬から春に向かい出します。まず後頭骨が片方ずつ開いてくるのです。しかし現在のように、パソコンを長いこと使ったり、テレビを長時間見たりして、目やアタマ、神経を使いすぎている人は、後頭骨が非常に開きづらくなっています。そのような人たちは、後頭部に蒸しタオルを当てて温めてください（55ページ参照）。その温かさを感じながら、のんびりとゆったりと、アタマの奥の方からゆるんでいく時間を持ちましょう。

それでも、アタマがなかなかゆるまない体は、春を迎える準備のための風邪をひきます。そのときも後頭部の蒸しタオルをお勧めします。体が冬から春に向かうために、スムーズな経過を気持ちよく促してくれます。そうしてアタマの奥がゆるむと、そこで後頭骨が片方ずつ開きます。つぎにそれが背骨にだんだん伝わっていって、やがて肩甲骨が片方ずつ開いて春の準備をし始めます。

不思議ですね。一月末は寒く凍りつくような真冬なのに、大地も人間の体でも、春に備える営みが着実に行われているのですから。自然の豊かさと素晴らしさを感じずにはいられません。

水分を吸収できる体づくりを②

たっぷりと水分補給

二月の山は静まりかえっています。寒の水は長持ちするので、例年、家ではタンクの水を入れ替えて蓄えています。寒の水を使ってのお味噌づくりも、恒例のこととなりました。冷たく締まったこの時季の水を飲むたびに、森を丸ごといただいているような気がして、体がうるおいます。

二月は風邪をひく人が多いですが、とくにこの時期は、冬の初めのころより暖房で体がさらに乾きやすくなっていますので、水の飲み方が大切なポイントです（くわしくは100ページ参照）。水分不足の体はすぐわかります。左右の肩甲骨の下端を横に結んだ線にあるのが、胸椎八番という骨です。その骨の三つ上にあるのが胸椎五番です。乾いた体はこの骨が出っ張っていて、叩くとコーンと中が空洞になっているような音がします。こうなると水を飲んでもすぐ排泄されてしまい、水分が体内に吸収されません。そういう方は、その出っ張った胸椎五番を誰かに軽く叩いてもらい手当てをしてもらいます。その後、自分でその背骨でゆっくり呼吸し、内側から背骨の動きが出てくるまで続けます。

体がうるおいを持っていると、化粧品の使う量が減ってきます。私は三十数年間、へちま水など天然の化粧水を使っていますが、ずいぶん長保ちしています。化粧品代が自分の勉強代になり、また、植林などのために使われたりしたら、自分の体も自然も循環していくのではないでしょうか。

日本の希望、世界の宝「憲法第九条」

平和を願う心

今憲法改正問題がさかんに議論されていますが、ある年の年賀状に九三歳になる母が、こんな短歌をつくりました。

われ千鶴子　鶴は千年
ことわざに
われもまだ生き　九条まもる

母は教師として、教え子を戦場に送ってしまったつらい体験があり、戦後はひたすら平和を願い、平和のための活動を続けてきました。

終戦の年、昭和二〇年の四月に生まれた私は、母のお腹にいて、防空壕に逃げたりする大変な状況の中で生を与えられました。八月五日、群馬県前橋は空襲をうけ、街は一面火の海となり、焼け野原の中、私たち家族は奇跡的に命を守られました。翌六日には広島、九日には長崎に原爆が落とされ、戦争は終わりました。後に、前橋も原爆投下の候補地だったことを聞きました。その日、前橋は曇っていたため、広島に原爆が落とされ、数十万の人々が亡くなったのです。私はそのことにとても大きな衝撃を受け、その後の人生にも大きな影響を受けました。母から、戦争の悲惨さを聞いて育った私は、再び戦争があってはいけないと思い続けてきました。

日本の憲法第九条は、人間の体に例えると、生命のもとに当たる背骨です。何がなんでも守り広げていきたい、そんな思いがこのところとくに募ってきています。ドイツに住む友人のミカエル・ロッターさんより、こんなメールが届きました。ドイツには、はっきり、戦争をしないと明記した憲法がない。ドイツも重要な時期に来ているので、第九条を広げたい」という内容でした。「憲法第九条は、大変素晴らしいと思う。

私たち日本人にとって、憲法第九条は精神と魂の核です。平和憲法の精神を大きく広げ、その実践が、世界諸国の平和憲法の成立へとつながり、戦争のない地球になることを、新年に当たり願ってやみません。

平和に対する母の思いをつづった文章を紹介します。

「初めて見た母の涙」

両角　千鶴子（元小学校教員）

一九四五年八月一五日……朝から太陽がじりじり照りつけていた。欅《けやき》の大木でミンミン蝉がうるさく鳴いていた。正午に玉音《ぎょくおん》放送があると予告されていたので、母と私は何も手につかずその時を待っていた。いよいよ放送という時に生後四カ月の娘が泣きだした。

外の木陰で娘をあやしてから家に入ると、母の姿はどこにもなかった。家の裏手に出て、杏《あんず》の木の下の縁台にようやく母の姿を見つけた。母は無言のままただただ泣いていた。私が見た初めての母の涙だった。母は出兵していた三人の息子の安否を気遣い、胸がつぶされそうな思いだったに違いない。

二番目の弟は、四五年一〇月中旬に帰還した。母の笑顔を久しぶりに見た。しかし、あとの二人の弟の消息は不明のまま月日は過ぎていった。母は毎日二人の写真に向かっては祈っていた。

私はそれまで小学校だけでなく青年学校でも教えることがあった。軍国主義教育の片棒を担《かつ》いでしまったことに対する心の痛みは、二人の弟を待つ日々にあって募るばかりであった。四六年三月に教職を退いた。

その年の一一月、日本国憲法が公布された。日本は軍隊のない国になる。信じられないような文言《もんごん》が並んでいた。理解するにつれ感動が湧きあがってきた。

四八年四月、私は二男を出産した。憲法公布二年後に生まれたこの子に「憲二」と名づけた。この子を戦場に送ることは絶対ないのだと思うと、それだけで幸福感に包まれた。その度に憲法を読み返した。

「また、教職にもどりたい。この憲法のもとで教師をやってみたい」という気持ちがしだいにふくらんでいった。

私がそんな思いになっていた四八年一一月、突然、末の弟が帰ってきた。そして一カ月後になんと上の弟が戻ってきた。二人とも逃避行、シベリアでの捕虜生活を経ての帰還であった。二人の話を聞くにつけ、無事の帰還は奇跡としか思えなかった。母はうなずいて聞くばかりであった。その母は息子三人がそろったことに安心したのか五一年、メーデーの日に他界した。

今また日本を軍隊の持てる国にしようとする動きが強まっている。九三歳の私に残された命は限られている。孫やひ孫に残せるこれ以上ない遺産は憲法第九条だと思っている。「九条の会」に出かける道すがら、必ず思い浮かぶのはあの杏の木の下で無言のまま涙を流していた母の姿である。

（『日本国憲法とわたし』群馬県の明日をひらく革新懇話会編より、二〇〇六年刊）

自分の体や心だけが本当の健康ではない

二〇〇六年一〇月、スペインのマヨルカ島で、初めて「整体のセミナー」を開く機会に恵まれました。9年前に赤城山での「整体ライフスクール」のセミナーに参加したスペイン人の男性が、そのときに自然農法を実践されている福岡正信さんのビデオ（英語版）を見て感動し、その後自費で福岡さんを招き、大学での講演会や様々な活動を行った場所が、マヨルカ島です。この島は、もっと砂漠化が進んでいると思いましたら、植林も始まり、またクローバーや様々な野菜の粘土団子を蒔いた場所がいくつもあり、福岡さんの種まきが着実に広がっていることを知り、大変嬉しく思いました。

そのセミナーで、日本の憲法第九条を知ってもらいたいと思っていましたら、「整体ライフスクール」に参加している女性が、小学校5年生の娘さんと一緒にスペイン語に訳した憲法第九条のカードを作ってくださいました。マヨルカ島でのセミナーで、これを読み上げ、第九条が日本で危機的状況であることを伝えましたら、五〇名近い参加者から大きな拍手が起りました。

帰国後、マヨルカ島での、このセミナーを主催した七四歳になるジョルジュさんから手紙が届きました。

スイスの新聞に、日本の若い女性が自衛隊に体験入隊したという記事が掲載され、スイスのローザンヌから参加した女性がそれを彼に送ったそうです。その記事を読んだ彼は、事の深刻さに「美しい地球を守ろう」というメッセージを添えて日本の憲法第九条を守る署名運動を始めたというのです。スペイン、フランス、ドイツ、ベルギー、イタリア、カナダなど各国にいる、彼の長年の合気道の仲間や家族、友人たちに、次々と呼びかけました。天とつながる精神や心、魂が望んでいることを行動に移すジョルジュさんに、私たちは大きな感銘を受けました。そして今年（二〇〇七年）新年早々に、各国から集められた四一七名もの署名が、私の手元に送られてきたのです。

また同じ頃、私の知人で、フランスの大きな農家に嫁いでいる日本人の女性から、何年か振りで連絡をもらいました。彼女が嫁いだ農家は、以前に日本のマスコミに何度も紹介された、豚のし尿でメタンガスを作り自家発電をしているところなのです。彼女の娘さんは、現在、大学院で政治経済を学び、日本にも何度か留学しています。その娘さんが、日本とフランスの架け橋になりたいと選んだ論文のテーマが、「日本の憲法第九条」だと言うのです。日本だけの問題ではなく、年配の人から若い人まで、この平和への願いや精神がつながっていくのだと、大変嬉しく思いました。

健康は、自分だけの体や心という殻に閉じこもったものではなく、自然界や平和な世界と一体のものだと思います。

世界中の人々が、憲法第九条の精神を地球の憲法としてとらえたら、二一世紀が今までの歴史を乗り越えた戦争のない平和な世界に生まれ変わるとしたら、過去苦しんだ多くの人たちへの、未来の子どもたちへのどれほどの贈り物になるのでしょうか。まさに、心と体、社会、地球の健康な姿であると思います。

つれづれに

自発性 —— 子どもの好奇心を活かす

子どもの目の輝きに沿う要求

今六一歳を迎え、私の人生の中で、自発的に動いた体験とは、どんなことだったろうかと、ふと思いました。一つは小学二年生のときに、雨の中、近所の紫陽花《あじさい》の枝を取ってきて、挿《さ》し木をしたこと。それから毎日、根を張って育っていく様子を、傘をさして観察していました。もう一つは、近所の友人のお父さんから、「こんな美しい花は世の中にないよ」と言われていただいた苗を庭に植えたことです。いったいどんな花が咲くのだろうとワクワクしながら大きく夢をふくらませ、来る日も来る日も待っていました。そして、芙蓉《ふよう》という大きな黄色の美しい花を咲かせたときの喜び！　体いっぱいで飛び上がったことを思い出します。そうした体験が、いのちを育てる現在の仕事につながっています。

親元を離れて、玉川学園高等部に入りました。学園では、自由研究といって、自分の興味のあることをなんでもやってよいという一週間がありました。そのとき、私は広いキャンパスを一日歩いて、一本の木と出合いました。その木は半分枯れかかっていたのですが、その木を油絵で夢中になって描きました。なんとか元気によみがえってほしい、という思いで一生懸命でした。その木との出合いが、やがて赤城山の暮らしや森に目を向けたブナの植林などの活動につながってきています。

赤ちゃんから幼児期には、みんな自発的に動きます。興味のあるところに、目を輝かせてハイハイしていきます。歩けるようになってくると、赤ちゃんは一歩、二歩と歩いて、自分で歩けるようになったことを、自分で手を叩いて喜びます。発育段階において、子どもが目の輝きに沿った、興味のあることをやっていく自発性を損なわずに育ったら、その子はやがて自分も周りも幸せにするような、喜びに満ちた人生を選んでいくでしょう。

今の家庭教育や学校教育で大切なのは、何よりもこの自然のいのちの営みに沿った、自発性を活かしていくことではないでしょうか。それが未来の希望に向かった生き生きとした家庭、社会へとつながっていくと思います。

希望と光――人間は本来、希望や光に向かうもの

ブナの植林と炭まき

約二〇年前に日本全国で自主上映された映画『ホピの予言』（宮田雪監督）の中で、ネイティブアメリカンのホピ族の長老が、地球はいよいよ最終段階に入ったと語っていました。

八年前に自然農法・砂漠緑化で知られる福岡正信さんが赤城山にいらしたときに「森に小鳥も虫も少ない。このままでは、この山の木はあと五年だ」とおっしゃったそうです。そして地球はあと二〇年だろう、とさえ話していたというのです。

猛暑の夏は、赤城山の松は真っ茶色に枯れ、ほかの木々も元気がなくなりました。続いて上陸した台風で、枝が折れるだけでなく大きな松が何本も根こそぎ倒れてしまいました。自然を無視・軽視したこれまでのやり方を、即刻、方向転換していかなければ、もうどうにもならないぎりぎりの状態に来ています。度重なる台風や地震などの自然災害に、大きな警告を感じます。

この数年間、私たち「整体ライフスクール」は「森林の会」の活動に参加して、ブナを植林し、ph3～4で微生物も棲めない松の根元や森に炭をまいてきました。そうすると土壌に活力が出て元気になり、松枯れも改善されてきます。それでも行政は松の立ち枯れの原因は、酸性雨でなく松食い虫だとして、一向に効果の出ないやり方を変えず、危険な殺虫剤の空中散布を続けています。行政の中に、一人理解する人が現れることで、実際、驚くほど方向性が変わり、よい結果を出すところも最近出てきました。前のままの固いアタマで考えの変わらないところも多いのですが、実際に成功した例を取

り入れ実践する行政の方が現れることは、私たちにとって大きな希望です。結果の出る方向で、官も民も一体になることの重要性を感じています。

人間は本来、いつでも希望や光に向かって進んでいきたい存在であると思います。健康な心身は、大変な状況の中でもあきらめず、緑豊かな自然に則した生き方を望んでいるものなのです。

自然のリズム ――体の営みを取り戻す

深くゆるむということ

現代人は、人間に備わった自然に沿ったリズムを離れて、経済や効率を優先した複雑な競争社会の中で生活しています。絶えず神経を使って人間関係に疲れ、パソコンや携帯電話を使い、仕事でムリを重ねています。家庭に帰っても、休日でも心身が気持ちよくゆるみ切るという身体感覚をなかなか持てずに、疲れをため込んでいる状態です。心身は、深くホッとゆるむ中でこそ、疲れも回復し、新たな意欲もわいてきます。ここで簡単な日常生活の中でできることをお伝えします。

静かに仰向けに横になります。あごをゆっくり上げていくと、首とアタマの芯がゆるんでいくような、気持ちいい感覚の角度があります。その角度で、首と後頭部に温めたタオル（心地いい熱さ）を当て、タオルが当たっているその場所でゆっくり息をします。すると、頭の芯がゆるみ、神経系統もゆるみ、胸に息が入ってきます。そして、お腹にもゆったりした息が入って、心身がホッとします。タオルが冷めたら熱くし直して、二〇～三〇分くらい続けます。するとあくびが出たり、目の奥から涙が出て目の疲れが取れ、首や肩の緊張もゆるんできます（55ページ参照）。体の働きが活発になり、自然のリズムを取り戻し、人間に備わっている自然の営みが回復してきます。

緊張の連続した生活の中でも、ゆるみ切る時間を心がけて取ることで、確実に心身は変化します。深くゆるみ、その日一日の疲れを取り、さらには神経にまで入ってしまった疲れも取り、心や体の英気が養われていきます。神経のゆるまないことによる、さまざまな病気の発病は、大変根の深いものになりがちです。この方法はとても簡単ですので、日常生活の中に取り入れていただければと思います。

アタマも神経も深くゆるむ、という感覚を体で知っていくことが、明日への希望につながっていくのです。

病気とは　――自分が変わるためのメッセージ

人生の転機

今から三七年前、私は野口整体に出会い、体や心に対する考え方が一転し、人生が大きく変わりました。それまでは、体の具合も悪く、いろいろ頭で考えすぎる性格でした。野口整体の自然に即した考え方と、自分の中に回復する力があることを知らなければ、たくさんの検査と薬に加え、原因もわからずに気を病み、ますます神経や体が弱り、今ごろは、生きていなかったのではないかと思います。

病気は変わるためのメッセージ

病気には必ず原因があり、先天的なものを除いてその多くは、自然から離れた偏った体の使い方、頑張りすぎ、神経の使いすぎ、間違った心の使い方、不自然な食生活、暴飲暴食など生活の乱れ、感情の乱れなど、心身のコントロールができなくなっていることの表れです。実はそんなときこそ、自分の生き方や日常生活を振り返って、人生を大きく変えていくチャンスだと思います。たとえ、入院したり療養したりすることがあっても、それは人生を生き直す時間を与えられたということだと思うのです。

大きく深い呼吸をしましょう。一息、ゆっくり静かに吸う、そして、静かにその息を吐いていく。その息の中に、自分が生命を与えられ生かされているという実感、自然のリズム、宇宙のリズムの中で生きている「いのち」の深さに出会ったとき、それまでとは違った角度と次元で、物事が見えてきます。すると大宇宙のエネルギーが体に入り「病気であっても新しく変わっていける」という感覚がわき起こってきます。体や心の滞《とどこお》りを知り、元気に回復していけるチャンスだと気づきます。体が回復して敏感になってくると、鈍っていた背骨の感覚が戻ってきて、だるさや痛みなどに変化が出てきます。整体では、それは回復への経過です。

一つひとつの背骨で深く呼吸し、それぞれに手当てをすると体の中から治ろうとする働きが発動してきます。手当てでは、気になるところに、自ずと手が行きます。すると吹き出物や下痢など、体の中につまっていた毒素を排泄したりする変化も起きてきます。体と心は何が健康なのかを知っているのです。

女性の体のリズムに沿う

心身のトラブルに悩む多くの女性たち

二〇〇三年三月、七つ森書館より『女性のからだの整体法』を出版してから、たくさんの感想をいただきました。多くの女性が深刻な体の状態に苦しんでいることがわかりました。とくに不自然な出産が引き起こす産後の身心のトラブルは、人生が一転してしまうほど深刻な問題です。子宮内膜症や月経痛などをふくめて、すべて現代社会の不自然さの表れです。

その本では誰でも実習できる、足首から膝、股関節から腰などを整え、自然のリズムを回復する方法をご紹介しました。また四季折々に即した体の手入れも掲載し、それを読んで実践された方から、たくさんの喜びの報告をいただきました。

以前、私の「整体ライフスクール」に参加していた、三〇代の女性からのお手紙をご紹介します。

「以前は、長時間のパソコンの仕事がつらく、体の偏りによる偏頭痛、むくみなどが常にあり、動くのもきらいで食べすぎ、体も重く毎日帰っては、やっと寝るだけという生活でした。『整体ライフスクール』に参加し、足首まわしや体の内側から整えようとする動きに身を任せ、季節ごとの体の変化にていねいに関わってきましたら、今妊娠を迎えましたが、つわりもまったくなく、妊娠中がこんなに豊かな気持ちで過ごせるとは思いませんでした」

今でも苦しんでいる多くの女性に、自然に沿った女性の体のリズムを取り戻していただきたいと思います。そして自然の営みに沿った出産が見直され、育児を楽しみ、生き生きと輝く女性が増えますように。その自然の流れがさらに全国に、世界中に広がってほしいと心から願っています。

つながり——身を正して、体の中心で立つ

みんなつながっている

赤城山の中腹にある私たちの家からは、前橋、高崎の両市街が一望でき、さらに関東平野の広がりも見えます。前方には八ヶ岳、秩父連山、南アルプスへと連なる山々、そして富士山も望めます。その素晴らしい景色は、新年ともなると、また格別な美しさを見せてくれるのです。目の前の町から一続きに連なる山々、そして、さらにその山の向こうまで大地はずっと地球の裏側まで続いています。そこここに住む友人知人、たくさんの方たちとつながっていることを感じながら、この景観を味わっています。

新たな気持ちで平和を願う

ここ数年、全国各地が市町村合併の問題でゆれ動きましたが、この村も例外ではありませんでした。古い体質の根の深さは、そのまま日本の体質を表し、世界にも共通しているように思えました。「これまでの人類の歴史は戦争の歴史である」といわれますが、二一世紀こそ平和の時代に、とたくさんの方たちが願い祈ったはずです。

けれど戦争はなくなるどころか、いっそう激しさを増すばかり。誰でも、「もう戦争はいやだ」と言いますが、現に戦争は起こっています。戦争はいやだという地球上のたくさんの人たちの願いは、ほんのわずかの人たちによって、無惨にも踏みにじられているのでしょうか。これまで欲にかられ、経済的な豊かさばかり追い求めてきた結果、人類はぎりぎりのところまで来てしまいました。しかし、人間は本来もっとともに助け合い、成長し進歩していける存在だと思います。

今こそ身を正し、心と体と精神を一つにして、背骨にしっかりとした芯を通すことが大事な時代だと思います。人類が本性に戻って、続けてきた戦争に終止符を打ち、天の意志に従う方向へと向かってほしいと、目の前の美しく連なる山々を見ながら、新たな気持ちで新しい年を迎えています。

体の変化――みんなで手をつなぎ、自然な流れをつくろう

鎧を脱いで、心身を楽に

養蜂を営む家族を取り上げたテレビ放映を見ました。代々養蜂家でおじいちゃんとお父さんが花を求め、九州から北海道まで移動しています。しかし、七、八年前から、日本の森に力がなくなり、蜂蜜の収穫は以前の半分になってしまったとのこと。そこで、最終地点の北海道で、奥さんや子どもたちと合流し、みんなで植林をしているということでした。

七、八年前から人間の体も急激に変わり出しました。とくに延髄や首が硬くゆるみづらくなりました。背骨も硬く弾力がなくなり、まるで鎧《よろい》を着ているような、ロボットのような体の人が増えてきました。そしてまた、年間一〇〇〇人近くのお産に関わる病院の助産師さんも、やはり七、八年前から急にお産が長引くようになり、難産が増えたと話していました。こうした急激な体の変化は、パソコンや携帯電話が本格的に普及してきたころと重なっています。

一方で新聞には、「医療費は年々増え続け、国家予算の三分の一に」「自殺者の数は日本が世界第一位」「六人に一人が糖尿病」などという記事が、立て続けに載っていました。

体の本来のリズムを取り戻す生活を大切にしたいですね。自分の体の変化を、きちんと感じられる体感覚を育てること。それが強く求められている時代になったと思います。

心身が整って、見えてくるもの

恐ろしいほどに病んでしまった私たちの社会、私たちの国。そして、地球規模での異常気象が続いています。不自然なことをすれば、不自然な結果が返ってくるのは当たり前です。不自然な社会の中で生きる私たちは、その事実を受け入れたうえで、自然に沿った暮らしを取り戻す生き方を実践する必要があります。そうしないかぎり歯止めがきかなくなり、ますます不自然さに拍車をかけることになるだけです。

世界中に、平和や自然の営みに真剣に取り組んでいる人たちがたくさんいるはずです。その人たちとしっかり手をつなぎ、力を合わせ、気を合わせ、自然で平和な流れをつくっていきましょう。

column

コラム　わたしの体験④

体を整えるだけでなく、生き方を整える整体

春日菜穂美さん（大学教員・四七歳）

「整体ライフスクール」に通うようになって九年目。冷え症や便秘、泌尿器系のトラブルがなくなり、元気になりました。体が整って、中心感覚がはっきりし、気が通るようになってくると、「心地よさ」の質が変わってきます。すっきりとした深く広がりのある心地よさです。言い換えれば、人間の原点が明確になってくると、そこから外れた状態も感じ分けられ、体の小さなつかえも自然に整えたくなるのです。そして、気持ちのよくない食べ物は口にしたくなくなります。

私が関わっている学生の多くは、小学校や幼稚園の先生志望です。授業の一つに、校則・食と教育・いじめ・不登校などについての「臨床教育学」があります。最後の授業で、学生たちが、自分たちの食生活と世界の飢餓問題とのつながりを例に、「知ることって大事だな」としみじみ言っていました。「知って、自分のできることをすればいい。そう考えると教師ってすごい」

という声も聞こえ、温かい気持ちになります。

今年の受講者約一二〇人の大半が教職に就き、一人が毎年三〇人の子どもと関わるとすると、その子どもがそれぞれの家族と関わり、さらに成長して新しい家族をつくる。無限の可能性が感じられ、以前より学生たちの可能性に目を向けられるようになりました。その根底に、「人はそれぞれ持ち味がある」「すべてがつながっている」ということがあります。

整体で中心感覚がはっきりし、体の軸が通ってくると、「私は私でいい」と腹が据わり、さまざまな存在の違いを違いとして受けとめ、この現実の中で自分ができることをただすればいいのだ、ということが明確になってきます。また「気」が不可分であることを実感し、すべての存在は切ろうとしても切れない、つながりのなかで生きていることが、身体感覚としてわかってきました。体を整えることが、心、生活、人や自然、環境や社会的な問題との関わりをも自然に変えていくということを痛感しています。

あとがき

環境問題をはじめとする、数々の複雑な社会の中で、今、女性にとって最も大切なことは、自分の体の中の自然を取り戻すことだと感じています。「体は治るようにできているのです」。そして自然の秩序を持っています。

今回、ご紹介させていただいた実習法は、実際に「整体ライフスクール」に参加した方たちの、自分の中から発動し、内側から元気になっていく体験から生まれたものです。女性本来の体が弾力を持ち整っていきますと、溢れるような母性や優しさが出てきます。

安心感のある家庭、豊かな人とのつながりや人に与えることの喜びが、行動となり、平和の輪が広がっていくことを願ってやみません。
今回の出版をお世話くださいました五味正彦さん、前著『女性のからだの整体法』（七つ森書館）同様、原稿をまとめてくださいました高田勝弘さん、重要なイラストを担当してくださいました川原真由美さん、編集全般に亘ってお世話くださいました井上晶子さんをはじめソニー・マガジンズのスタッフ、製作の皆様にお礼申し上げます。そして、赤城の自宅で本をまとめるに当たり関わってくれた、私の秘書兼アシスタント・外山恵理佳さん、また「整体ライフスクール」の皆さん、ご協力ありがとうございました。

二〇〇七年二月
赤城山麓の自宅にて　野村奈央

挿画　川原真由美
デザイン　松岡史恵（niji-sora graphics）
企画　五味正彦（有機本業）
編集　高田勝弘（風洋舎）　井上晶子
皆川孝徳（ソニー・マガジンズ）
校正　千脇晶子

※第三章は、『虹』（ヒューマンネットワーク虹刊）二〇〇二年四、五月合併号〜〇六年二月、〇七年一月合併号に掲載された文を加筆修正し、収録しています。

自然な体をとりもどす

女性のための じぶんで治る整体法

二〇〇七年三月一〇日　初版第一刷発行
二〇一一年一月二五日　第五刷発行

著者　野村奈央
発行人　渋谷　学
発行　株式会社エムオン・エンタテインメント
東京都港区六本木三丁目一六番三三号
〇三ー五五四九ー八七四二（営業部）
〇三ー五五四九ー八七六〇（お客様相談係）
印刷　凸版印刷株式会社

ISBN978-4-7897-2889-8
Printed in Japan
定価はカバーに表示されています。